Uzman Diyetisye
Nilay Keç

Diyet Hakkında Her Şey

Diyet Hakkında Her Şey / *Nilay Keçeci*

Yayıncı ve Matbaa Sertifika No: 44066

Editör Gülşen İşeri
Düzelti Beril Erbil
Son okuma Hasan Basri Başkaya
Kapak tasarımı Derya Balcı
Sayfa tasarımı Derya Balcı

ISBN: 978-975-10-4072-5

21 22 23   7 6 5 4 3 2
İstanbul, 2021

Baskı ve Cilt
İnkılâp Kitabevi Yayın Sanayi ve Ticaret AŞ
Çobançeşme Mah. Sanayi Cad. Altay Sk. No. 8
34196 Yenibosna – İstanbul
Tel : (0212) 496 11 11 (Pbx)

İnkılâp Kitabevi Yayın Sanayi ve Ticaret AŞ
Çobançeşme Mah. Sanayi Cad. Altay Sk. No. 8
34196 Yenibosna – İstanbul
Tel : (0212) 496 11 11 (Pbx)
Faks : (0212) 496 11 12
posta@inkilap.com
inkilap.com

Uzman Diyetisyen
Nilay Keçeci

Diyet Hakkında Her Şey

İNKILÂP 93. yıl

Nilay Keçeci

1986 İstanbul doğumluyum. Haliç Üniversitesi Beslenme ve Diyetetik Bölümü'nü birincilikle bitirdim. Yine aynı üniversitede Sağlık Bilimleri Enstitüsü'nden Uzmanlık programımı tamamlayarak derece ile mezun oldum. İstanbul Üniversitesi Çapa Tıp Fakültesi'nde Anne ve Çocuk Sağlığı başta olmak üzere Gebelik ve Emziklik dönem çalışmalarımı, İstanbul Üniversitesi Cerrahpaşa Tıp Fakültesi'nde İç Hastalıkları'nda Beslenme eğitimlerini aldım. Doktora programıma Acıbadem Üniversitesi Sağlık Bilimleri Enstitüsü'nde, obezite, çocuk ve sporcu beslenmesi üzerine devam etmekteyim. Diyabet ve Böbrek hastalıkları üzerine uluslararası yazılmış olan iki makale yayınladım. Çalışmaya başladığım dönem itibariyle de 200'den fazla televizyon ve 500'den fazla gazete ve dergi yazım bulunmaktadır. Her ay düzenli olarak pek çok dergide yazılarımı yayınlamaktayım. İlk iş tecrübemi Memorial Hastanesi Suadiye ve Ataşehir lokasyonlarında, klinik ve poliklinik diyetisyen olarak tamamladım. 2012 yılında Anadolu Sağlık Merkezi Gebze yerleşkesine baş diyetisyen olarak alındım, bu süreçte klinik olarak Gebze'de, poliklinik olarak Ataşehir lokasyonunda danışan alımına devam ettim. Mutfak diyetisyenliği ile birlikte belirli projelerde de yönetici diyetisyen olarak görev aldım. Genel yoğun bakım, kardiyoloji yoğun bakım ve yeni doğan yoğun bakım ünitelerinde beslenme ve diyet bölümü klinik şefi olarak çalıştım. 2014-2015 yılında Nuh Çimento A.Ş. başta olmak üzere pek çok kuruluşa kurumsal danışmanlık hizmeti verdim. 2015 yılında Bağdat Caddesi Caddebostan mahallesinde NİLAY KEÇECİ BESLENME VE DİYET EĞİTİM MERKEZİ'ni kurdum. Ayrıca Banvit Spor Kulübü ve Migros A.Ş., Peugeot, Crossfit Balaban Spor Okulları'na kurumsal olarak beslenme ve diyet danışmanlık hizmeti verdim. Doğa okulları başta olmak üzere pek çok okula; gebelikte beslenme konusu başta olmak üzere her konuda pek çok farklı kuruma eğitici seminerler düzenledim. Evli ve iki çocuk annesiyim.

Nil ve Kuzey İçin...

"Hayat cesurların yanındadır."

Diyetteki ve hayattaki en büyük felsefem bu.

Bu kitapta sizlere; diyet için cesur olmayı, kendinize inanmayı, asla pes etmemeyi ve kolayca diyet yaptıktan sonra sağlıklı bir bedenle uzun süre mutlu yaşamayı anlatmaya çalışacağım.

Hepinize sonsuz saygılarla...

Nilay Keçeci

İçindekiler

Kısa Sürede FİT BİR BEDENE

Zayıflamaya Niyet SÜRDÜRÜLEBİLİR DİYET

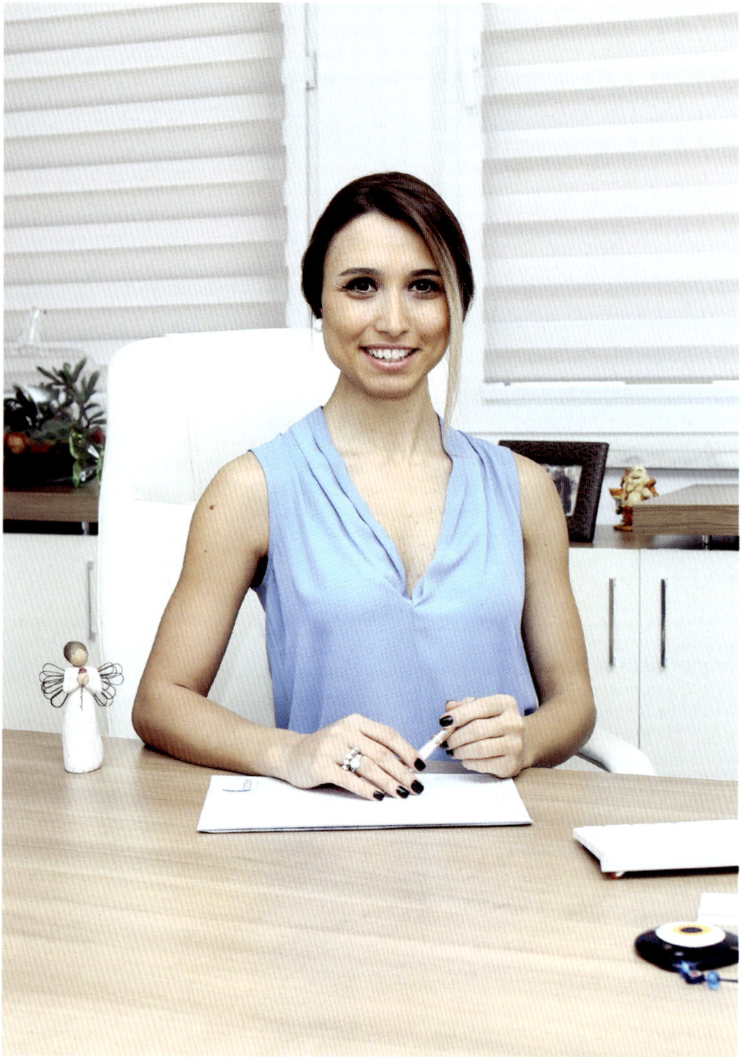

Giriş ve Teşekkür

Hayatımın en önemli anı olabilir şu giriş kısmını okuduğunuz kitabın sizlerle ve benimle buluşması.

Birkaç teşekkür edeceğim tabii ki, hayatımda olan ve buralara gelmeme destek olanlara...

Öncelikle canım annem ve babam, siz bugünlerimin yaşadıklarımın esas nedenisiniz. Tüm zorluklara rağmen beni okutmasanız, kendi yediklerinizden, giydiklerinizden kısıp beni desteklemeseniz asla buralarda olamazdım. Bir çocuk için büyümek, ne kadar şanslı olduğunu hissetmek bu olsa gerek. Benim için yaptıklarınız asla paha biçilemez... Bense ancak o yüce gönlünüze layık olmak için çalışıyorum, üretiyorum, babamın hep dediği gibi iyi insan olmak için elimden geleni yapıyorum. Babam, çocukluğumdan beri masallarınla uyudum ve büyüdüm. Sayende kocaman bir aile kurdum. Merhamet nedir, dünya hayatı nedir sen öğrettin bana. İnsanları sevmeyi, paylaşmayı, kendinde çok olanı başkalarına bırakmayı senden öğrendim. Seni bakkalın önünde bekleyen o 4 yaşındaki kızın, senin sayende neler başardı bir bak. Dünyanın en koca yürekli adamı. Cebindeki 2 gofret hiçbir zaman bizim olmadı. Siz yersiniz, onu yiyemeyenlere vermeliyiz demeseydin bu günlere gelemezdik. Ve sırdaşım, en iyi arkadaşım, meleğim canım annem, her çocuk için annenin anlamı farklıdır ya, sen benimle ağlamasan, benimle oynamasan, benimle büyümesen ne kadar yalnız kalır, neler yapardım kim bilir. Merhametli, inançlı, benim için her şeyi yapan, fedakâr annem. Sizinle aldığım her nefese şükürlerimle...

Ama haksızlık etmeyeyim sizden önce biri daha var. Her zaman yanımda, her zaman arkamda olan, en iyi arkadaşım, koruyucum canım kardeşim. Tüm dünya canını yakmak için toplansa ve beni tek kelimede bitirse de sana zarar gelmesin diye yine en önde ben olurdum herhalde. Kimsenin beni üzmesine izin vermedin ve en zor zamanlarda en büyük desteğim oldun... Ben de gücüm yettiğince hep yanında, hep destekçin olarak arkandayım. Biliyorsun sen benim ilk çocuğumsun ve senin gülen gözlerin benim için dünyalara bedel.

Sonra biri çıktı karşıma... Beklediğim günler için şükretme nedenim. Hayatın anlamını onunla öğrendiğim adam. Güvenmek, sırtını dayamak ve aile olmak ne demek onunla anladım. Yol arkadaşım, nefesim, canım sevgilim, bana verdiğin iki çocuk ve her sabah aşkla bakan gözlerini şükürlere borçluyum. Sen destek olmasaydın ve yanımda olmasaydın ne yapardım düşünmek bile istemiyorum. Buralarda olmamın en büyük nedeni senin maneviyatın, ne olursa olsun hep yanındayım demen ve hatalarımda ya da başarılarımda elimi asla bırakmaman. Seni bana anlattıkları günü ve bugünümüzü düşündüğümde gülerek bakıyorum her şeye, aşkına, saygına, hayatımda duruşun ve bendeki yerine, adamlığına dürüstlüğünle, zekanla bana kattığın her şeye binlerce şükürler...

Özel bir teşekkür daha etsem az olmaz, çocuklarımın en iyi oyun arkadaşı, yardım butonumuz, biz iyi olalım diye kendi iyiliklerinden vazgeçen, canım ikinci annem Aynur Annem'e ve Ömer Babam'a, buralara gelmem için, beni eğiten, gelişmeme, güçlenmeme yardım eden, bana inanan ilkokuldan, üniversiteye hatta uzmanlık ve doktoraya kadar uzanan tüm öğrenim hayatımdaki canım hocalarıma, en çok da Fadıl Budak, Zeynep Koç, İsmail Özkaya, Fatma Turanlı, Hatice Yorulmaz, Murat Baş'a; bu kitap için enerjime ve bana inanan kitaba başlamak için bana yol gösteren bidakkanın Serrasından, tüm İnkilâp Kitabevi çalışanlarına, özellikle Aren Bey ve Orkun Bey'e; sevincimi ve üzüntülerimi, benimle paylaşan bütün dostlarıma ama en çokda, dosttan öte kardeş olan, yoldaş olan, daha tanıştığımız ilk günden beri başarılarımı konuştuğumuz, hayal ettiğimiz ve eğlendiğimiz, tüm Avrupa'yı bitirdiğimiz seyahatlerimizde benim ve siyah taytımın varlığına katlanan Sena'ma, Eren'ime, ne zaman arasam orada ve benimle olduğunu bildiğim, beni en büyük sıkıntılardan döndüren, yüreğinin güzelliğine hayran kaldığım canım dostum Zeynep'ime, üniversite denince birlikte olduğum için şükrettiğim, her hatırasında en iyi kardeş en iyi ikinci aile olan, dosttan öte, kalbini, onunla büyümeyi sevdiğim, handeme, gençliğim, çocukluğum ve yaşanmışlıklarım, anılarımın en büyükleri, en derinleri, en güzelleri, düşündükçe iyi ki benimleler dediğim, kız kardeşlerime; Elif'ime, Filiz ablama, Çağla'ma, Burcu'ma, Sibel'ime, Miray'ıma ve Nihan'ıma, ve Ezgi'me, ikinci erkek kardeş Burak'ıma, bana her zaman desteğini esirgemeden seve seve yardımcı olan canım Eda Çelik'e, her anıda, her sıkıntıda, her eğlencemde her adımda benimle olan, en mutlu anılarımın içinde hep var olan Özge'me ve Can'a, çocuklarımı beraber büyütmeyi nasip etmesi için dualar ettiğim, kız kardeşim olmasını isteseydim onun kalbi gibi olsun dediğim Gülseren'ime, bu yollara girip yürümemi sağlayan canım Seçil'ime, esprileri ve zor zamanlarımda asla yalnız bırakmayışı ile en eğlenceli ama en sevdiğim Karadenizli arkadaşım Oğuz'a; aynı yolda gururla yürüdüğüm, ilerde çok daha iyi yerlerde benimle olacağına inandığım ve kitabımı yazarken desteklerini esirgemeyen diyetisyenim Nagihan'a; aramıza yeni katılan ama ekibime enerji veren Öznur'a, kliniğimi ilk kurduğum günden beri bana inanıp benimle çalışan, sıkıntılarımı benimle beraber yaşayan ve çoğu kez beraber direndiğimiz ve kazandığımız zamanlar için sevgili asistanım Vildan'a, özgeçmişimde en güzel mesleki anılarımın bulunduğu hastanemde yanımda olan, daha sonra kliniğimde bana ve Nil'e yaptıklarıyla teşekkürü borç bildiğim Ece'ye, en çok da beni hep destekleyen, gönüllendiren, güçlendiren, enerji veren, inanan takipçi, hasta ve danışanlarıma gönülden teşekkürler...

Neden Bu Kitap?

Öncelikle okuduğum yıllar boyunca kitap yazmak ve ulaşamadığım en geniş kesimlere ulaşmak, doğru bilgileri paylaşmak hep hayalimdi. Sonra beslenme ve diyet klinik şef olarak çalıştığım kurumlardan biri olan Türkiye'nin çok önemli hastanelerinden hayatımı etkileyen, çalıştığım bölümün aslında ne kadar önemli olduğunu daha da fazla anlamamı sağlayan bir olay geldi başıma.

Bir gün kapımdan bir adam girdi. Yanında sanırım 3-4 yaşlarında olan çocuğu ve eşi vardı. Yukarıdan telefon açtılar bana. "Gelen hasta pankreas kanseri, son evrelerde; biz elimizden geleni yaptık, whipple operasyonu oldu, organlarının çoğu belirli oranlarda kesildi. Sizden beslenme desteği istiyor. Genel bir liste yazarsanız seviniriz," dedi hocalardan biri. Adam oturdu karşıma. Tam anlatacaktım, dedi ki ağlayarak, "Nilay Hanım, biliyorum hastalığımı, neler yaşadım, neler yaşayacağım, bir yolu var mıdır lütfen yardım edin, elinizden geleni yapın, kızımın okula gittiğini göreyim bari," dedi.

O kadar kötü oldum ki, gözlerim doldu ve ağlamamak için kendimi zor tuttum. Çünkü Cerrahpaşa eğitimlerimizde bize ne olursa olsun hastaya moral verin, asla ağlamayın diye özellikle öğretilmişti; hatta bana daha fazla! Her onkoloji hastasının odasından çıkışta hüngür hüngür ağlıyordum çünkü.

Dedim, "Ben elimden geleni yaparım, ama bana süre verin o zaman, iyice araştırayım, makale tarayayım, neler yapmış hocalarımız bir konuşayım, hocalarımız da elinden geleni yapmış, takdir bizim değil, ama belki bir şeyler değişir."

"Tamam," dedi. O gün gittiler.

Tam on gün araştırdım. Elimden geleni yapmak için... Ama "ne yapabilirim ki" diye düşünmeden... "Ben yapayım da" diyerek hep...

Şeker hastalığına ilişkin saati saatine ilaçlarına göre bir liste yazdım, aralara ona iyi gelebilecek olan baharatlardan, güzel bitki çaylarına kadar ekledim.

On-on beş gün kadar sonra geldiler.

Dedim ki, "Bu listeniz, ama İstanbul'da bu iş zor, satın ne varsa yerleşin bir köye, eti de sütü de, yumurtayı organik olarak kendiniz yetiştimeye çalışın, burada zehir yiyoruz, en doğalı bahçenizde olsun, karınız saat geçirmeden size baksın, ilaç ve beslenme reçetenizi tam uygulasın. Doktorlarınızla görüşün, kontrollere gelin. Stresten uzak durun, çalışmayın, dinlenin, kitap okuyun, toprakla uğraşın ama temiz hava soluyun," dedim.

Evet, yaptığım liste iyi olabilir; hatta hocaların operasyonları da başarılı olabilir ama tabii ki umudum olmadan yolladım hastamı kapıdan üzgünce.

Aradan dört yıl geçti, şaka değil. Ben unuttum gitti tabii...

Bir gün odamın kapısına elinde çiçekle küçük bir çocuk geldi, ardından ailesi, donakaldım. Anlatırken hâlâ tüylerim diken diken oluyor. "Nilay Hanım," dedi "Hatırladınız mı?"

O andan sonraki hislerimi anlatmaya bu kelimeler yetmiyor. "Sizin dediğinizi yaptım. Her şeyimi sattım, gittim bir köye yerleştim," dedi. "Kendim ektim, kendim biçtim. Çalışmadım. İlaçlarım tam verildi. Eşim ne derseniz yaptı. Bakın dört yıl oldu."

Ne diyeceğimi şaşırdım. "İşte, beslenme bu demek," dedim içimden. Hocalar elinden geleni yapmış, harika bir operasyon çıkarmıştı, ben de o gün "Aman, nasılsa pankreas kanseri, ne olabilir," diyerek herhangi bir liste yazmak yerine, dikkatli ve araştırarak yazdığım, inandığım listenin sonucunu almıştım. Şimdi nerelerdedir, ne yapıyordur bilmiyorum bu hastam. Ama o gün hayatımın en unutulmaz günüydü.

Meslektaşlarım ve bu bölümde okuyan arkadaşlarımdan ricam da her hastaya, koltukta oturan kendi yakınlarıymış gibi diyet yazmaları... Araştırarak, bilmiyorsak öğrenerek, en iyisine inanarak...

Bu, pankreas kanseri için de böyle, kas yapmak isteyen bir danışan için de, aynı şekilde zayıflamak için bize başvuran herhangi biri için de...

Beslenme, hastalıkların gerilemesi ve yaşam kalitesinin artması için o kadar önemli ki belki bu anım herkesin biraz daha anlamasına yardımcı olur.

Tabii ki yaşayacağı vardı da yaşadı, ama biz ekip olarak elimizden gelenin en iyisini yaparak çocuğu ile dört yıl daha kazandırmış olduk o amcaya.

Benim zamanımda bölümlerde diyetisyenlik yoktu. Artık bölümlere göre onkoloji ya da çocuk ya da IVF diyetisyenliği gibi uzmanlaşmaya başladık. İstediğimiz bölüm ne ise o bölümde en iyi hocayı bulup onunla çalışmak hem size hem de hastalığınıza farkındalık getirecektir diye düşünüyorum. Hastanelerde çalışan pek çok diyetisyen arkadaşım bunlara örnek olabilir.

Ben de bu yaşadığım olayı ders anlatmak için buluştuğum her meslektaşımla paylaştığım gibi sizlerle de paylaşmak istedim. Bu kitap hem kısa süreli çabuk kilo vermek isteyen hem de uzun süreli bu kiloyu korumak ve hep zayıf ve sağlıklı kalmak isteyen herkes için bir başucu kitabı olacak biliyorum. Sizlerin de elinizin altında, anlattıklarımı derlediğim bir kitap olmasını ne kadar istediğinizi de... Bu nedenle büyük heyecanlar ve kısıtlı zamanlar olsa da yeni zamanlar yaratarak yazdım bu kitabı.

Bu kitapta yıllardır biriktirdiğim hikâyelerimden misler gibi tariflere, en doğru zayıflama ve beslenme tüyolarından doğru bildiğiniz yanlışlara kadar her şeyi bulabileceksiniz. Hem zayıflarken yüzünüzü güldürecek hem de kilo almadan hayatınıza devam ederken iyi ki dedirtebilecek bir kitap olması için de on yıl bekledim desem yeridir.

Şimdi hayatımdaki hikâyeleri karşılıklı konuşuyormuşuz gibi benden dinlemeye ve hayatınızın en farklı, en etkili, en güzel diyet kitabını okumaya hazır mısınız?

İlk sayfada sesim sizlere ulaşsın, bu kitap size sağlık ve mutluluk getirsin...

Fit günlere...

"1 kibrit kutusu diye bir şey yok. O, bir dilim büyüklüğü. Açın avcunuzu; herkesin kendi avcu kendi porsiyonunu gösterir."

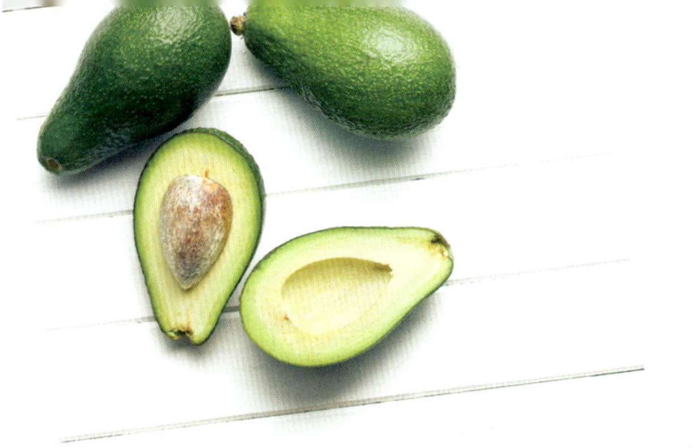
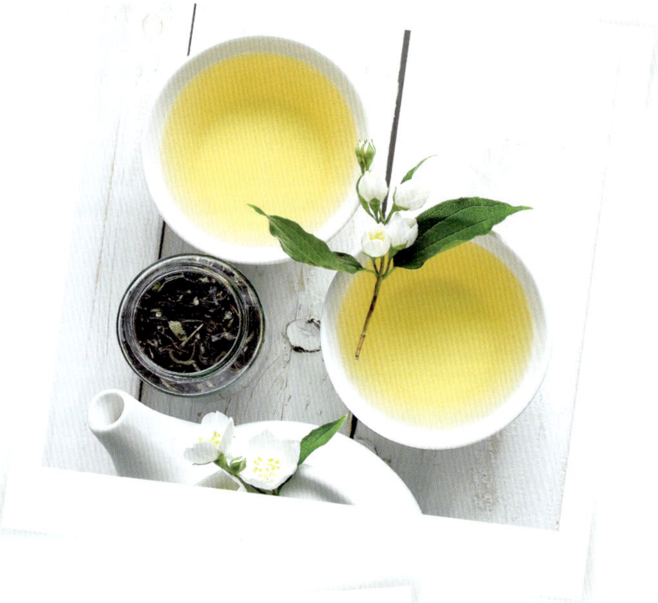
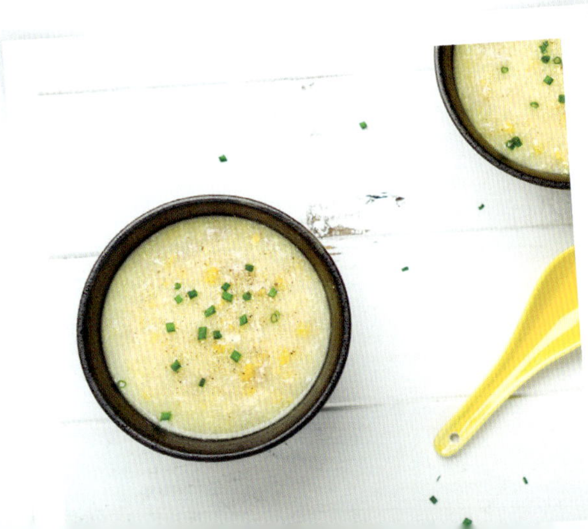

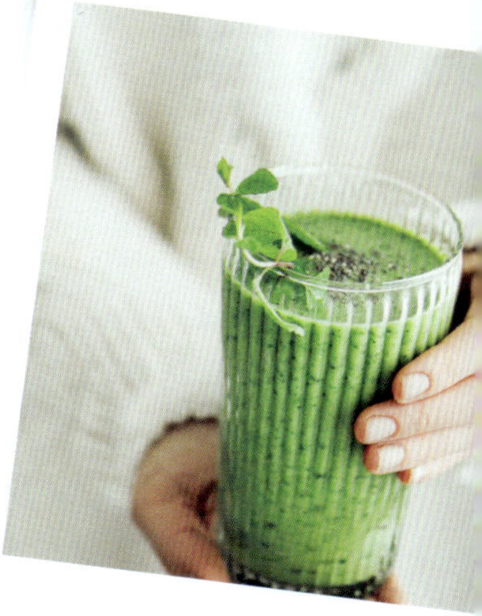

Kısa Sürede
FİT BİR BEDENE

Kısa sürede de yağ yakabilir ve sağlıkla zayıflayabilirsiniz. Ancak uzun süreli zayıflama bölümdeki gibi kilonuzu korumalı ve beslenmenizi düzenlemelisiniz. Eğer kısa sürede hızla zayıflayayım ve motivasyonum tam olsun sonra da kilo vermeye sağlıkla devam edeyim diyorsanız bu bölümü tek tek dikkatlice okuyun derim.

"Dereotu hormonal değerleri düzenleyip yağ yakımına yardımcı olurken tokluk hissi sağlayan besinlerin içinde en birincildir."

Kitabımızın bu kısmında kısa süreli diyet yaptığınızda da yağdan kilo verebileceğinizi konuşacağız. Önemli olan diyetinizin size uygun hale getirilmesidir. Diyette bildiğiniz tüm eski kavramları unutun. Eskiden beri kulağınıza çalınan kibrit kutusu peynir ya da sayılı zeytin gibi ifadeler bizleri diyetten uzaklaştırdı, hatta sağlıklı beslenmenin kâbus haline dönüşmesine neden oldu. Oysaki sizin ölene kadar beslenme kontrolü yapmanızı sağlayacak avuç içiniz var. Peynir grubu, et grubu ya da sebze yemeği grubu olsun, bir ölçü birimi istiyorsanız avuç içi büyüklüğü hem sağlıklı beslenmenize hem de yağdan kilo vermenize yardımcı olacak bir ölçü zaten.

Diyette ana amaç tokluk hissini sağlamak ve kişiyi diyetten uzaklaştırmadan kilo verdirebilmektedir. Ancak böyle bir durumda sizler hayatınızda uzun süreli sağlıklı beslenmeye geçebilirsiniz. Sağlıklı beslenme demek, yeterli olan tüm makro ve mikro elementleri vücudumuza vererek hücrelerin beslenmesine ve büyümesine yardımcı olmak demektir. Sağlıksız gıdalar tüketerek, size uygun olmayan herkesin yaptığı reçeteleri yaparak, farklı cihazlar ile vücuda zarar vererek sağlıklı beslenemezsiniz.

Bu noktada ben size iki kısımda sağlık sunuyorum.

Kısa süreli zayıflamada; diyete adapte olmak için ilk başta yapabileceğiniz özel kürleri uygulamak ya da evlilik, askerlik, özel bir kutlama için vermek istediğiniz fazla kilolar ya da herhangi bir cerrahi operasyon için kısa sürede sizden istenen yağ fazlalıklarını göndermek çok kolay olacak. Eğer sağlıklı beslenmeye, severek ve korkmadan, size özel ve her gıdayı keyifle yiyeceğinizi bilerek başlarsanız bu kitabın sonunda bir daha diyet reçetelerine ihtiyacınızın kalmayacağını göreceksiniz.

Beslenme ve diyette amaç kişiyi diyetten uzaklaştırmadan, vücudundan fazla su ve kas kaybetmesine neden olmadan esas olarak yağ kaybı sağlamaktır. Bu kişilere özel, doğru ve dengeli listeler hazırlanarak yapılabilir. Diğer türlü vücutlardan fazla su kaybolur ve kaybolan su bir zaman sonra geri gelir. Uzun süreli çok hızlı kilo kayıplarında da aynı durumlar gözlenir. Sizler çok sıkı diyetleri aylarca yaptığınızda fazla kilo kaybediyorsunuz ancak bıraktığınızda fazlası ile geri alıyorsunuz değil mi? İşte bu satırlar tam da sizin için yazılıyor o zaman.

Hiçbir zaman amacım kişilere motivasyon bozucu ve diretici listeler yazmak olmadı. Bu nedenle de her danışanımda başarıya ulaştım diyebilirim. Çoğu zaman bu durumu sizlerle paylaştım, -ki özgüveniniz yerine gelsin, kendinize inanın. Neden mi? İstedikten sonra başaramayacağınız hiçbir şey olamaz bu hayatta. Şimdi de bunu istediniz: yeni bir beden, yeni ve sağlıklı bir görüntü, yeni bir hayat. O zaman bu kitap sonunda sizi istediğiniz yerlere taşıyacak.

Reçetelere geçmeden önce birinci basamak inançtır. Başaracağınıza inanmalısınız. Geriye dönün ve bir düşünün, bundan önce kaç beslenme programı uyguladınız, kaç diyetisyene gittiniz, hangilerinde başarılı oldunuz hangilerinde başlamadan bitirdiniz. Kötü sonuçlananların birçoğu ya kendinize ya da diyetisyeninize olan inançsızlığınızdan kaynaklanıyordur.

Bir danışanım girdi bir gün odaya; dedi ki "Nilay Hanım, yıllardır diyet yapıyorum, belki bu geldiğim yüzüncü diyetisyen, ama siz son umudumsunuz. Bu da olmazsa bu işi bırakıyorum, yiyeceğim ve bu kilo benimmiş diyeceğim."

Önce reçeteye değil, inanmaya ihtiyacımız olduğunu anladım. Daha beslenme kısmına geçmeden dedim ki "Oturun böyle karşıma, azıcık sohbet edelim sizinle. Siz belki kafanızda gene geldim ama ben ondan daha iyi diyet yazarım, gitmediğim diyetisyen kalmadı ki, farklı ne yazabilir bana, ne yapabilir, bu kaçıncı, umarım beni motive edebilir diye içeri girdiniz ama buraya gelen herkes bunları düşünüyor zaten. Kapımdan içeri giren, ben çok diyetisyene gittim, kendim zaten diyet yazarım ama size geldim işte, ifadesini kullananların sayısı tüm danışanlarımın dörtte üçüdür. Önce sakin olun. Yeni bir yol arkadaşı, yepyeni bir yol ve yolculuktur. Nasıl sonuçlanacağını başlamadan bilemezsiniz, gelin beraber binelim arabaya, buradan canımız nereye isterse gideceğiz ama yolun yarısında arabayı sağa çek, uykum geldi, benzin bitti

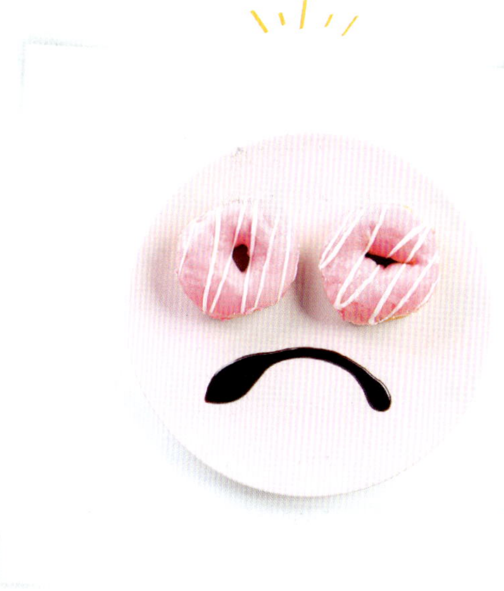

demek yok, önce o yolu bitireceğimize inanın sonra da arabayı kullanan kendinize. Ben yardımcı pilotum, yolu tarif edeceğim, doğru yollardan gider beni dinlerseniz sonunda zafer sizin."

"Yine de korkuyorum Nilay Hanım," dedi. Ağlamaya başladı. Danışanlarım ağladığında oturup üzüleceğime onları ayağa kaldırıp sımsıkı tutunmalarını sağlamak için daha derine inmeyi tercih ediyorum.

"Neden?" dedim, "Neden ağlıyor ve korkuyorsunuz?"

"Çünkü kendim için değil, eşim beni çirkin bulduğu için zayıflamak istiyorum," dedi.

"Önce bunu silin aklınızdan," dedim. "Sağlıklı beslenme hayatın temelidir. O olmasa ne siz ne eşiniz ne de çocuklarınız ayakta kalabilir, bir insanı dibe vurduran da sağlıkla zinde tutan da beslenmedir. Kendiniz için zayıflayacaksınız ve sonunda yeni bir beden, yeni bir nefes, yeni bir hayatla kararları siz vereceksiniz. Kilo bir yerde de özgüvendir," dedim. Elimi tutup teşekkür etti bana, nasıl mutlu oldum anlatamam.

Belki otuz yıl kat etmedim danışanlarımla. Ama on yıldır da çokça danışan aldım diyebilirim. Günde yetmiş danışan gördüğüm de oldu, yirmi danışan da. Hepsine aynı güler yüz, aynı pozitiflik ile yaklaşmaya çalıştım. Çünkü diyet varsa altında yatan bir istek ya da bir sorun mutlaka vardır. Ve karşı koltukta oturan kendim olsaydım, bana kızan, direten, istediğini yaptıran bir diyetisyenden koşarak uzaklaşırdım.

Nitekim o hanımefendi ile 4 ayda 23 kilo verdik. Kendisi bile şaşırdı. Takılmadan başladığımız bu yolculuk sonraları o kadar keyifli bir hal aldı ki, eşi ile haftada belirli günler serbest öğünler yaptı, gezdi, tatillere gitti, o arada diyet yapmadı ama gelince toparlayıcı diyetler ile yoluna devam etti. Nitekim bu hikâyeme benzer ya da yakın o kadar çok hikâyem var ki...

Sonuç; kendinize inanın. Doğru yönlendirme ile yapılamayacak hiçbir şey yoktur bu hayatta. Ben de kilolu iken kendime inanmadım. Dış görünüşümü sorguladım. Neden mankenlerin 34 beden giydiğini, neden kıyafetlerin zayıflarda hep daha güzel görüldüğünü, hatta neden fotoğraf çektirmediğimi sorguladım. Ama hamileydim, sonra emziriyordum, doğum yapmıştım. Bir kadının en zor ve en keyifli zamanları bu zamanlar olsa gerek, ilerde bu konuya da yer vermiş olacağım sayfalarımda.

Şimdi dönelim inanca. Kendime inandım. Hem çocuklarıma süt verebileceğime hem de zayıflayabileceğime... Önce sağlık için, daha rahat nefes için, daha rahat bir hayat için zayıflamam gerekiyordu. İnandım ve 3 ayda 15 kilo vererek başardım.

Diyette diğer önemli konu doğru yol arkadaşıdır aslında. O sizi doğru yönlendirmelidir. İstemediğiniz, sevmediğiniz şeyleri yemek zorunda değilsiniz, sağlıklı beslenme reçeteleri sizlerin sevdiği yiyeceklerle de sağlıklı hale gelebilir. Kaçamaksız liste olmaz, hem kim çikolata sevmez ki? Demek ki kaçamak yapabilirsiniz, olay onu nasıl toparlayacağınızı öğreten bir yol gösterici olması. Bilgileri taze olmalı, doğru olmalı ama en önemlisi size uygun olmalı.

Çalışma şartlarınıza, hayatınıza ve yaşam kalitenize uygun, sporlu, sporsuz, kaçamaklı, kaçamaksız bir sürü güzel liste ile bunu başarabilirsiniz. Bu kitap sayesinden verdiğiniz kilolar ile bunu göreceksiniz.

Bir danışanım daha girdi kapımdan bir gün, dedi ki "Hemen kilo vermek istiyorum Nilay Hanım, 1 ayda 10 kilo."

"Önce," dedim, "Sakin sakin konuşalım, gelin. Nedir bu aceleniz?"

"Evleneceğim," dedi.

"Tabii ki," dedim, "Elimizden geleni yaparız. Ama vücut analizlerinde gözüken 1 ayda 10 kilo verebilecek kadar kilolu bir vücudunuz olmadığı. Sağlıkla verdirmezsek bu kiloları asla toparlayamazsınız. Beslenme hemen etki etmez. Sonra saçınız tırnaklarınız dökülebilir. Mide ve bağırsak sisteminiz bozulabilir. En önemlisi de metabolizmanız altüst olur, tekrar diyet yapmak istediğinizde -ki bebeklerden sonra- bu konuda zorlanabiliriz. En iyisi hızlı başlayalım, size uygun başlayalım ama bizi kaç kiloya götürür, vücuda bırakalım."

"Tamam," dedi, "Size bırakıyorum her şeyi." Yolun sonunda bir baktık ki 1 ayda 9 kilo vermişiz. Hem de sekizi yağdan. İşte bu kadar basit iki formül ile başlatıyorum sağlıklı beslenme öykünüzü. Siz de bu kitap ile kendi hikâyenizi neden çizmeyesiniz ki?

İki formül ama birkaç da yardımcı lazım tabii bize şimdi.

Önce tartı ile barışacağız, o sadece kilo bildiren bir cihaz. Biz bu işe tartılmak için değil, sağlıklı olmak için girdik, değil mi? Şimdi bu hastalıkla uğraşmamın sebebi zamanında yaptığım yanlış diyetlerdi. O zaman tartı ile ilişkinizi sonlandırın. Haftada bir defa aynı gün aynı saatte, mümkünse sabah erken saatlerde, aynı kıyafetler ile tartılın, bir kenara not edin, sonra bir hafta yüzüne bakmayın, yerini unutun. Sizden başkasının çıkıp kalibrasyonunu oynatmasına da izin vermeyin ama; o sizin tartınız! Haftada bir tartılmak motivasyon için en gerekli şeydir.

Her gün tartılanlar mutlaka motivasyon kaybeder. Yağ kütleleri her gün artıp azalsaydı vücut ne halde olurdu hiç düşündünüz mü? Düşünmeyin, ben söyleyeyim; öyle şeyler değil yağ hücreleri. Sizin o tartıda sık sık çıkarsanız gördüğünüz değişiklikler su. Su da işimize yaramaz. O zaman haftada bir tartı, iki ya da üç haftada bir analiz ve vücut ölçümleri motivasyon için birebir. Kendi danışanlarımdan gözlemlerime göre söylüyorum. Hatta canım Hülya hanımcım ile bir bildiğim varsa o da "Kilomu söyleme en son konuşuruz. Ben vücudumdan anlarım zaten. Ver listemi gideyim," diye kiloya takılmayan danışanların her zaman daha hızlı ve daha motive kilo verdiği. Tabii durum değişir, ama dediğim gibi her gün tartılmak iyi değildir.

Her gün tartılmak kötü olduğu kadar tartıya çıkıp "Gene mi olmadı, bu sefer de olmadıysa kendimi asacağım, vallahi intihar edeceğim, bırakıyorum bu işi de" diye düşünmek en kötüsü. Yahu durun, belki o hafta regl olacaksınız ya da vücut bir enfeksiyonla savaşmak için güç topluyor ya da içeride daha ileride takılmadan devam edebilsin diye hormonlarınızla anlaşma yapıyor. Çünkü o hormonlar yok mu o hormonlar, zaten onlar bizi yönetiyor. Sakin olun, nefes alın, tartının size söylediğine değil, yol arkadaşınızın ne söylediğine bakın, çoğu zaman en büyük motivasyon da en büyük düşman da tartıdır çünkü diyette. O zaman benimle diyete başlayanlar ilkyardım olayını halletti. Her gün değil haftada bir tartılacağız.

Aklıma yazarken hep anılarım geliyor diyorum ya, Anadolu Sağlık Merkezi'nde çalıştığım zamanlar kardiyoloji bölümünün hatta tüm bölümlerin beslenme klinik şefiydim ama özellikle beslenme konusunda en zorlu olan kardiyoloji ve çocuk kardiyolojisinde bulunuyordum. Canım Sertaç Bey'in ekibindeydim yani, onun ekibinde olup bu satırlarını okuyanlar gülümseyecektir. Bir gün odasına çağırdı beni.

"Gel," dedi, "Nilay, bak bakalım bu videoda ne göreceksin?"

"Aman hocam," dedim "Ne görebilirim?"

Ama bir baktım ben de görüyordum, kalp yapısında belirgin bir bozukluk vardı, kendisi bana saatlerce bu durumun fizyolojisini anlattı. Sonra da dedi ki "Sence sebep nedir?"

"Hocam," dedim, "Yıllardır klinik beslenme üzerine çalışıyorum ama ben bilemem ki, herhalde genetiktir."

"Hayır," dedi. "Baş düşman sizden biri." Önce anlamadım. "Aman hocam," dedim. Tanıyanlar bilir yanlış bir şey söylersem neler olabilir :)

Dedi ki "Baş düşman protein."

"Anlamadım," dedim, tabii gözüm büyüdü. Bizden biri bir kalbe bunu nasıl yapmış olabilirdi?

"Sürekli protein ağırlıklı beslenmiş, çok hızlı kilo alıp vermiş, protein diyetleri ile fazla ve hızlı kilo kaybetmiş sonuç da bu," dedi. "Tabii altında yatan başka birçok sebep vardır ama baş düşmanlardan biri sizden biri, bil diye çağırdım seni," dedi. Bunu duyunca çok şaşırdım.

Besin çeşitliliğinden yanayım her zaman, doğru olan her zaman yeterli ve dengeli beslenmektir. Yani diyet listesine her besin grubundan yazılmalıdır, bilirim. Ama bazı besin gruplarının listelerden uzun süre uzaklaştırıldığında vücuda bu kadar büyük zarar verebileceğini hiç düşünmezdim. Zaten beslenmede çeşitliliğe önem veren ben, vücudu şaşırtma ya da kırma ya da kısa süreli (üç-beş gün gibi) yapılan tek tip beslenmelerin haricinde de asla tek tip beslenilmemesi gerektiğini bir kez daha, bu kez çok iyi bir profesörden duymuş oldum. Yani demem o ki beslenmede o anda zayıfladım diye seviniyoruz bazen ama ileride bize yanlış beslenmenin yaşatacağı etkileri de unutuyoruz. Şimdi otuz yaşındaysak beş yıl sonra otuz beşte de yine biz olacağız, o yaşa taşıdığımız vücudumuzla.

İki formülden bahsederken tartının yanına beslenme çeşitliliğini de sıkıştırmış oldum. Gelelim ikinci yardımcıya... Diğer yardımcım stres...

E tabii, bitmez ki, değil mi? Ne yapalım, bari stresimi azaltacak kaçamakları diyetimize ekleyelim. Zor, yasaklı, kısıtlı diyet yapmayalım. Yapmamalıyız. Yasaklı listeler hep ipin ucunu kaçırtır. Neden yasak bir kere? Kronik bir hastalığınız mı var? Yedikleriniz bunları mı tetikliyor? Bunu bir sorgulamak gerek. Çünkü kronik olarak tanısı konmuş ve ilacını kullandığınız bir sağlık sorununuz yok ise bize verilmiş olan nimetlerden faydalanmak gerek değil mi? Neden suçluyoruz mesela havucu? Yazık değil mi içindeki A vitaminine? Bize küsmez mi bulgurun içindeki B vitamini? Ya da çok kalori ve şeker var diye dışladığınız muz demez mi en iyi potasyum bende; onu ne yapacağız peki?

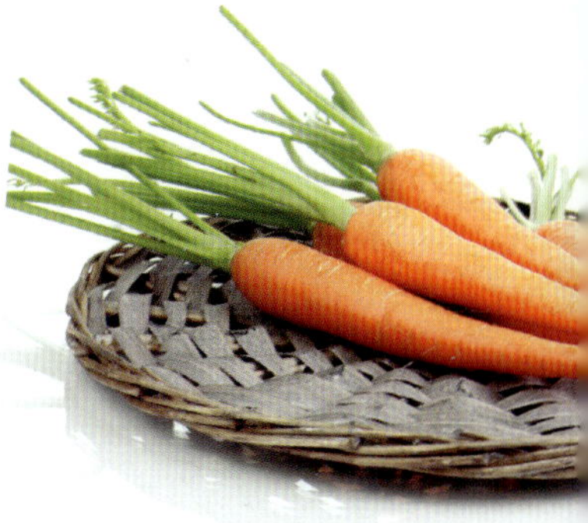

O nedenle yasak değil, porsiyonlu yemeliyiz. Tabii ki ana arterlerde şeker, un ve tuz kısıtlılarımız; ama kronik hastalığımız yok ise haftada bir-iki defa yaptığımız kaçamakları tolere edebileceğimiz pek çok liste olacak kitabımda bilesiniz. Stres tartıdan gelir, yasaklardan gelir, "aman yarın diyetisyene gideceğim ne diyeceğim"den gelir.

Korkmayın yahu, geldiğinizde ben de size "Ne yapalım, ben sadece kilo verdirmek için değil, kilo vermeniz durduğunda ya da bir şeyler kaçırdığınızda bunu da nasıl atlatacağınızı öğretmek için buradayım," diyeceğim, "Girin kapıdan, yeter ki uykularınız kaçmasın."

Çok sevdiğim danışanım Ebru ile bir buçuk yıl diyet yaptık, ilk 3 ayda 15 kiloya yakın zayıfladık, sonra hep koruma ve toparlama için görüştük. Her hafta onun günü geldiğinde bir gün öncesinde asla uyuyamadığını söylerdi. Artık eşi beni düşündüğü için kızmaya başlamıştı bize.

Rahat olun, diyet yüzünden stres yapmayın, zaten bu hayatta stres yapacak o kadar çok şey var ki, bari diyeti bir kenara bırakalım.

Son üç kozum: uyku, su, spor.

E tabii, bunları düzenlemek hayatınız için önemli ama diyette su olmazsa olmazım. Spor için zaman bulamıyor olabiliriz, tabii ki yapmalıyız, vücut yenilenmeli, dinç ve sıkı bir vücutla hem organlar hem dış görünüş, özgüven yenilenmeli ama sporsuz da zayıflarsınız; sonra sporu ekleyerek yavaş yavaş sıkılaşırsınız. Diyet yaptığımızda bulamadığımız zamanı diyet bitince aynı sürede spora ağırlık vererek geçirirsiniz. Zamanı olan kişi aksatmadan spor yapmalı ama emziren anne, günde on iki saat çalışan biri bazı şeylere fırsat bulamıyor maalesef ki... E o ne yapsın, zayıflamasın mı? Tabii ki zayıflayacak. Biz de önce diyet yaparız, diyet bitince o süreyi spora ayırırız. Mis gibi yürüyüş yaparız, doğru uzmanlardan pilates ya da yoga dersi alırız, ne güzel olur. Vakit bulan sporu hayatının hiçbir döneminde aksatmamalı tabii, hatta diyet bittikten sonra spor hep yapılmalı. Böylece verilen kilolar sabitlenir ve vücut sımsıkı durur; selülitsiz, dinç ve genç. Ama bilin ki herkes diyetle spor yapamıyor, bence diyete ilk başladığımız haftalarda da hemen spor yapmak gerekmiyor.

Artık canım dostum olan en yoğun doktor danışanlarımdan Hacer geldi bir gün; yorgun, nöbetten çıkmış, bitmiş. Dedi ki, "Sana çok güveniyorum, çok araştırdım seni, bölgesel zayıflamam lazım benim. Lütfen 2 ayda 10 kilo özellikle bacaklarımdan zayıflat beni. Ama asla spor yapamam, vaktim yok ki..."

"Tamam," dedim, "Sakin olalım, spora vakit bulamayız, ama suyu 3 litre içebiliriz değil mi? Su olmazsa hayat olmaz."

"Tabii ki," dedi. Başladık güzel bir serüvene. Sonunda daha önce çoğu kez diyet, saçma sapan paketler, hatta işlemler denemiş ama hâlâ basenleri çokça kalın olan Hacer gitti, yerine 2 ayda 10 kilo vermiş, basenleri incelmiş Hacer geldi. Doktordu; hem nöbet tuttu, hem de insan iyileştirdi.

"Nilay," dedi, "İnanamıyorum, hiç yorulmadım, o kadar eğlenerek geldim ki seanslara, seni görüp motive olmak, kahkaha atmak ve samimiyetinle sohbet etmek için, yani bir tutam enerji de ben kapmak için koşarak geldim hep, sonuç 2 ayda 10 kilo. Artık her geldiğimde bu kadar pozitif olmayı nasıl başardığını düşündüğüm sen gibiyim."

Dedim, "Daha bitmedi. Bana her hafta gelmeliydin, çünkü bence sizler her hafta geldikçe daha motive oluyorsunuz, seans araları uzarsa motivasyon gidiyor, ama şimdi spor zamanı. Evet, zayıfladık, bacaklar inceldi ama sıkılaşmalı, daha doğru nefes almalı, daha doğru yaşamalı. Haydi spora."

"Sen benim hayatımı değiştirdin, bana şans verdin," dedi. Sonra evlendi, beraber düğünde oynadık, selfie çektik falan...

Böyle arada aklıma gelen danışan öyküleri ile daha güzel oluyor bence her şey. Çünkü bir zaman sonra birbirimizin hayatına dokunan birer arkadaş oluyoruz onlarla. Bence bu da önemli, işimiz bitti, zayıfladın, haydi hayata, demek yerine yanımda kal da nasıl koruyacağını görelim bu kiloyu, demek daha etik geliyor bana her zaman.

Yardımcı formüller su, spor ve uyku dediysek, kalkıp on saat uyuyun demedim, sakın yanlış anlaşılmasın. Hemen bir dipnot girmeliyim ki uykunun fazlası da azı da bize ödem. Yani kararında uyumalı ve suratımız, elimiz, ayağımız şiş kalkmalı gün içinde bol su içmeyi unutmamış olmalıyız. Bu ödem konusunu ileride işleyip ödem atıcı harika bir tarif hazırlayacağım size, şimdilik burada bırakalım.

Şimdi diyelim ki, formüllere uyduk, yardımcı formülleri de ayarladık, sıra geldi karar vermeye; amaç kısa süreli mi kilo vermek, uzun süreli mi?

Eğer kısa süreli ise kitabın bu kısmı tam size göre.

Çünkü kısa sürede hem yağ yakımını sağlayacak hem de size motivasyon olacak pek çok tarifi buraya bırakacağım.

Aslında çoğunuzun duyduğu, kiminizin uyguladığı, kiminizin yeni öğreneceği kabak detoksum başlangıç olacak bizim için. O ve onun gibi etkili pek çoğu daha. Ama önce açıklayalım nedir bu detoks?

Aslında detoksun ne olduğu bize öğretilmedi, doğru, herkesin aklına kötü şeyler geliyor detoks deyince. Yok yahu, korkmamıza gerek yok, ben bu işe yıllarımı verdim, okudum, okudum; kötü şeyler yazar mıyım, yapar mıyım? Ben detoks kelimesini aslında olumlu etkisi için kullanıyorum. Aslında yaptıklarınızın, hepimizin yazdığı hızlı liste, jet liste, kırıcı liste, o liste bu listeden farkı yok ki. Oruç bile bir detoks baktığınızda.

Sizin yaptığınız pek çok listeden farkı yok yani. Sizi olumlu etkileyen, kısa süreli güzel kilo verdiren hızlı listelere ben de detoks demeyi tercih ediyorum sonuçta. Etkilerini anlatıyorum size, olumsuz etki görmeyeceğimizi ve onların başka listelerden farkı olmadığını da... Takılan kiloların kırılması, bekleyen ve artık yeter diyenlerin motive olup tekrar diyetine tutunması ya da baştan diyete adapte olabilmek adına yeni bir başlangıç yapılması için gereken listeler bunlar. Öyle düşününce rahatlıyorsunuz değil mi? Öyle düşünün, benim yazdığım detokslar sağlıklı, meyve ve sebze ağırlıklı, sonuç az ve sık yedirip birkaç gün üst üste yaptırınca inatçı kilolar ya da o kalan son 1-2 kilo gidiyor işte. Ben de sayenizde -sizlerin deyişi ile- detoks kraliçesi oluyorum.

Sadece sıvı ve çok uzun süreli detoksları asla önermiyorum tabii. Ama çok sevdiğim ünlülerden biri geldi bir gün, "Nilay," dedi, "Gala var, elbise giyeceğim, hemen 2 günde 3 kilo vermeliyim." Sadece iki gün uygulayacağımız için araştırıp en iyilerinden bir sıvı detoks yaptık. Tabii sonra bir kısmı geri geldi kiloların, ben de bunu belirtmiştim ona, ama elbiseye girdik sonuçta. Galada rüya kadar güzeldi. Ben detoksları en çok üç gün yaptırıyorum. Eğer kronik hastalığımız var ise doktorumuza danışıyoruz. Emziriyorsak bebek altı aydan küçükse detoks yapmıyoruz. Hamileler ancak ilk aylarda doktora danışarak yapabiliyorlar. Ama bu detoksun içinde her besin grubundan besin oluyor, sadece adı detoks. Bildiğiniz soğuk sebze yemeği aslında. Kabak ve yoğurt...

Sabah proteini alıyorsunuz, gün içinde lif, karbonhidrat ve yine protein ve aralarda vücudu zinde tutacak ve acıktırmayacak ara öğünler. Üç gün bol su içerek uygulamaya başlıyoruz, sonra bakın neler değişiyor.

Ben 3 günde 5 kilo veren de gördüm bununla başlayan devam eden ve motive olup düzenli listelere geçince 15-20 kilo veren de. Yani sizin için hem yağ yakımı hem fazla suyun atımı hem de motivasyon listesi aslında. Ama kurallara uyarak uygulamak gerek. Nedir bu kabak? Bol lif ve bol su içeren en lezzetli sebzelerden. Kabak da lezzet mi olur ya dediğinizi duyar oldum. O zaman bunu bana söyleyen sevgili dostum canım arkadaşım Melike'nin eşi Oğuz'u hatırladım. "Ben basketçi adamım kabak-yoğurt nedir?" dedi, üç gün temizledik vücudunu geldiğinde 4 kilo vermiş ve kabakla aşk yaşıyordu. Durum şu; sporcuysanız ya da fazla ek takviye alan biriyseniz mutlaka arada karaciğere nefes aldırmalısınız, onu biraz rahat bırakmalı ve temizlemek için detoks dediğimiz ama aslında biraz alkali ağırlıklı sebze bazlı listeleri sadece üç gün süreyle uygulamalısınız. Yani bu listeler uzun süreli herkese göre değil ama kısa süreli hepimiz için. Miktarlar değişecek tabii, o ayrı.

"Zeytinyağlı sebze yemeği dediğimizde bu 2-3 yemek kaşığı sıvı yağ ile pişmelidir. Bir su bardağı zeytinyağı zaten bütün yemeğin kalorisinden yüksektir."

Kabak Detoksu

- 2 adet orta boy kabak
- 2 yemek kaşığı kadar yoğurt
  (Light olmak zorunda değil)
- 1 tutam dereotu
- 1 çay kaşığı kadar karışık (acı biber/kekik/nane)
- 2 adet ceviz içi

Yapılışı

2 orta boy kabağı güzelce rendeleyin. Kısık ateşte yağsız tavada pişirin. İsteyenler 1 yemek kaşığı kadar zeytinyağı koyabilirler. Kabaklar sönmeye başlayınca ateşten alın ve soğumaya bırakın. Soğuyan kabak sote, yoğurt ve baharatlar ile karıştırılsın. 2 adet ceviz konularak servise hazır edilebilir.

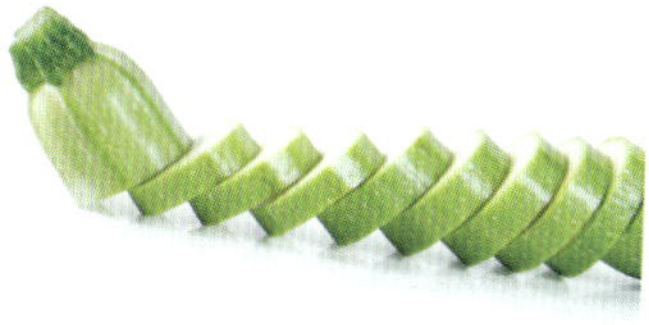

İşte bu kadar rahat ve kolay hazırlanan kabak detoksunun günlük menüsü:

sabah

- 2 orta boy yumurta (Yağsız tavada omlet ya da menemen ya da haşlama yapılabilir.)
- 2 dilim kadar beyaz ya da dil ya da lor peyniri
- Domates-salatalık-dereotu-kırmızı kapya biber-maydanoz

öğle

- Kabak detoksu

ikindi

- 15:00 1 orta boy meyve (İstediğiniz meyve olabilir.)
- 17:00 1 orta boy meyve (İstediğiniz meyve olabilir.)
- 2 yemek kaşığı kadar yoğurt

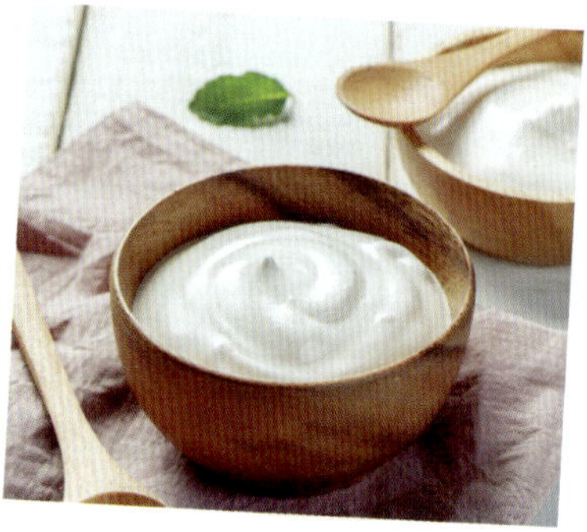

akşam

- Kabak detoksu

Bu menü yalnızca 3 gün uygulanmalıdır. Ancak üç günde, fazlası yağdan olmak üzere 3 kiloya yakın kilo kaybı sağlayacaktır.

Hasta ve kronik rahatsızlığı olanlar doktorlarına danışmalıdır.

Emziren anneler ilk 6 ay uygulamasınlar.

Hamileler ilk 3 ay uygulayabilirler.

Günde 3 litre su için ve ağır spor yapmayın, günlük ev işleriniz ya da rutin yürüyüşler dışında.

İlk gün hipoglisemiye girebilirsiniz, vücut yorulup dinlenmek isteyebilir, bol su, soda ya da çay ve kahve ile geçiştirebilirseniz ikinci ve üçüncü günler hiçbir sıkıntı kalmayacaktır.

Çünkü kabak, içinde magnezyum, demir, çinko, potasyum ve birçok vitamini barındırır. Kötü huylu kolesterolü düşürücü etkisi vardır. Cilde ve bağışıklığa iyi gelir. Zararlı toksinlerin atılarak vücudun gençleşmesine yardımcıdır. Lifi yüksek olduğundan tok tutucu özelliği çok olacaktır. Hatta en iyi kilo verdiren ve en çok tok tutan besin olduğunu söyleyebiliriz.

3 gün boyunca her gün 3 litre su içmek bizi rahatlatır.

Kabak detoksunda olay kabağın rendelenmesi ve soğanla karıştırılmaması. Yani detoksu tam tarifteki gibi uygulamalıyız.

Peki, yaptık bu detoksu, verdik hocam kiloları, e nasıl koruyacağız detoksla giden kiloyu?

Ben size söyleyeyim, bir hafta sebze ağırlıklı beslenmeye devam edeceğiz.

İşte koruma ve verilen kiloyu sabitleme menüsü:

sabah

- 1 yumurta (haşlama ya da menemen ya da omlet)
- 1 dilim beyaz peynir
- 5 adet zeytin
- 2 adet kuru kayısı
- 2 adet ceviz içi
- Tüm mevsim yeşillikleri

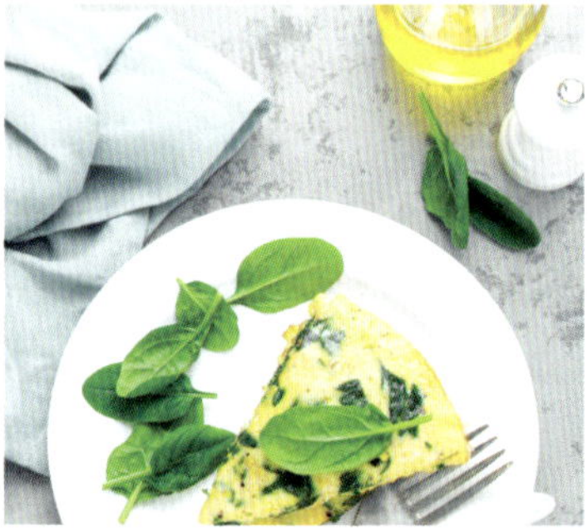

öğle

- 6-7 yemek kaşığı zeytinyağlı ya da etli ya da kıymalı (az yağ ile pişmiş) sebze yemeği
- Az yağlı mevsim salatası (İçerisine tüm mevsim yeşillikleri ve 1 yemek kaşığı zeytinyağı konulabilir.)

ikindi

- 15:00 1 orta boy meyve
- 17:00 1 orta boy meyve + 10 adet badem + 5 adet fındık

akşam

- 6-7 yemek kaşığı zeytinyağlı ya da etli ya da kıymalı (az yağ ile pişmiş) sebze yemeği
- Az yağlı mevsim salatası

gece

- 2 adet kuru kayısı + 2 adet ceviz içi

Bu menü ile kabak detoksunda verdiğiniz kilo sabitlenir, eğer derdimiz 3-5 kilo ise bu kısımda en iyi detokslarımdan biri bu. Tabii, sabitleme menüsü yapılırken günde en az 30 dakika kadar yürümeli ve en az 2 litre su içmeliyiz.

Bu menü içinde ya da detoksta hiçbir kaçamak yapmamalıyız. Sonraki listeler kaçamaklara açık olabilir.

Genel âdet döngüsü halinde ya da uçaktan bir gün önce inmiş, seyahatten bir gün önce gelmiş gibi durumlarda detoksu erteleyin, tam etkisini göremeyebilirsiniz. En etkili zaman âdet döngüsü bitip 10 gün içerisinde menünün tamamen uygulanmasıdır. Bu süreç içinde stres durumumuza dikkat etmeli, daha önce de bahsettiğim gibi asla her gün tartılmamalıyız.

Herkesin metabolizma hızı ve daha önceki yaşam şekli, yaptığı diyetler farklı. Bu nedenle bu detoks herkeste 3 kilo olarak sonuç vermeyebilir. Ya da bazı metabolizmalarda o anda hiç kilo kaybı sağlamayabilir.

Ancak bu durumda bile pes etmeyin, bekleyin, daha sonra tekrar yapın, mutlaka kırıcı etkisini göreceksiniz.

Bu kabak detoksu ile ilgili bir-iki şey daha eklemek istiyorum şimdi, bunlar tamamen kendi gözlemlerim. Bu detoks paylaştığım anda çığ gibi büyüdü bir kere, önce herkes yaptı, herkes kilo verdi, benimle paylaştı. Zihnimde özellikle Niagara Şelalesi'nden gelen bir kabak detoksu fotoğrafı kaldı (Orada yaşayan bir Türk takipçim yollamış, şelaleye doğru). Bir de taa Mardin'den, dağlara karşı elinde bir kâse ile kabak detoksumu yerken fotoğraf atan bir kız kardeş. Çok sevindim tabii, detoks kıtaları aştı neredeyse, yurtdışından, yurtiçinden gelen binlerce -abartmıyorum, hepsi kayıtlı duruyor- mesaj geldi. Yapanlar kilo kaybeden ve dua edenler, çığ gibi büyüyen bir sevgi tabii beni inanılmaz mutlu etti. Çünkü paylaşmayı seviyorum.

Ama iş böyle olunca menü dahil tüm detoksu kendisinin gibi kullananlar çıktı ortaya. Televizyona çıktık, açıkladık, anlattık, yok, devamı geldi tabii, onlara artık lafım yok. Kabak ve yoğurt ezelden beri yeniyor doğru, e her yemek öyle, bulduğumuz tariflere kendimizin deme hakkımız hiç yok öyleyse, ama burada olay menü. Hesaplanmış, yazılmış, çizilmiş, uğraşılmış bir menü var ortada. O benim. E o zaman, siz de kullanırken beni bir anın isterim.

Bir de hiçbir zaman üç günde kesin üç kilo diye bir iddiam olmadı. Yahu, metabolizmalar parmak izimiz gibi farklı, nasıl olsun? Dolayısı ile ne kadar kilo verirsiniz, verebilir misiniz bilemem ama bir kısım kilo kesin gider o ayrı. Kesinlik ifadeleri asla kullanmayın. Canım fizyoloji hocamın bir zamanlar kulağıma küpe olsun diye söylediği gibi, ben de sizlere söylüyorum şimdi.

İşte bir kabak detoksu hikâyesi, kısa sürede kilo vermek isteyenler için şimdi burada yerini aldı. Gelelim diğer kısa süreli menülere. Bu arada ileriki sayfalarda "alkol aldım, ertesi gün ne yemeliyim", "spor yaptım, ne yemeliyim", "kaçamak yaptım, nasıl toparlarım" için kısa süreli menüler vereceğim.

Biz diyeti maalesef yasaklarla yapmaya alışmış bir toplumuz. Ama yasaklar delinmek için var diyorsunuz. İşte o yüzden yasaklarla diyet yapma değil, toparlayarak ilerlemeyi esas alacağız artık. Hepsini tek tek öğretiyorum sizlere. Böylece artık korkmadan, hayat şeklimiz gibi yaşam kalitemizi bozmadan sağlıklı beslenmeyi öğrenebilir ve daha sağlıklı bireyler yetiştirebiliriz.

"Yemek kaşığı dediğimizde incecik bir kaşık düşünmeyin doldurun kaşığı yemek kaşığı o demek."

Sırada kış aylarının vazgeçilmez detoksu var: ayva detoksu. Bu detoks ile de çok kilo verdik.

Ayva Detoksu

- 2 orta boy ayva
- 3 yemek kaşığı yoğurt
  (İstediğimiz çeşit olabilir.)
- 1 çay kaşığı çiya tohumu
  (1 saat öncesinden 1/2 çay bardağı suda bekletilmiş.)
- 2 yemek kaşığı nar

Yapılışı

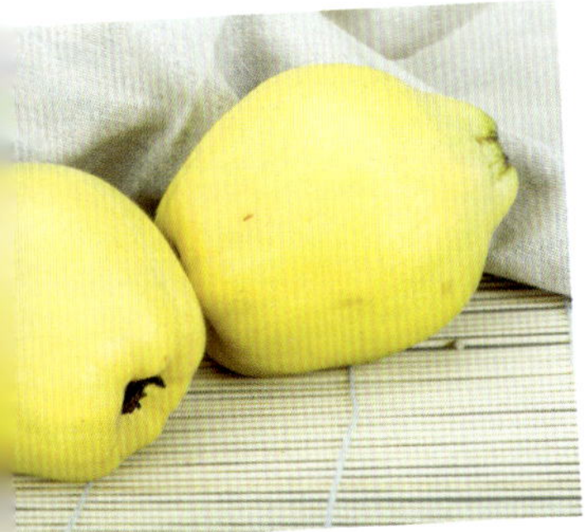

2 orta boy ayvayı rendeliyoruz, 3 yemek kaşığı yoğurt ile karıştırıyoruz. Üzerine çiya ve nar ekleyerek soğutuyoruz. Servise hazır olduğunda afiyetle yiyoruz.

Ayva detoksu özellikle yılbaşı gecesi çok kaçıranların ertesi iki gün uygulayabilecekleri kiloyu sabitlemeden gönderen detokslardan bir tanesi.

Yani yılbaşı gecesi serbesttik, yedik, içtik, ertesi gün geç bir kahvaltı ve akşam yemeği yedik. Hemen sonraki gün ayva detoksu menüsü ile başlıyoruz ve yediklerimizden gelecek kilolar sabitlenip vücuda oturmadan gönderiyoruz.

Menü

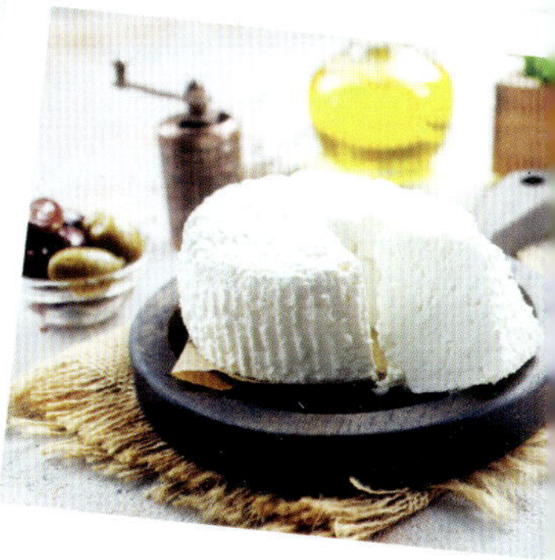

sabah

- 2 orta boy yumurta
  (omlet ya da menemen ya da haşlama)
- 1 dilim kadar beyaz peynir
- 2 adet ceviz içi
- Tüm mevsim yeşilliklerinden yapılmış mini bir salata (1 tatlı kaşığı zeytinyağı ile zenginleştirilmiş)

öğle

- 7-8 yemek kaşığı sadece zeytinyağlı soğuk ya da sıcak sebze yemeği
- 1 yemek kaşığı zeytinyağı ile tatlandırılmış az yağlı mevsim salatası

ikindi

- 17:00 1 dilim esmer ekmek + 1 dilim beyaz peynir + 2 adet kuru kayısı

akşam

- 1 kâse ayva detoksu

Ayva kış aylarının vazgeçilmezi biliyorsunuz. Emziren annelere süt yapıyor. Hamilelerde bulantılara iyi gelebiliyor. Ayrıca fazla tok tutucu olduğundan diyetlerde vazgeçilmez meyveler sıralamasına giriyor. Bu ayva detoksu size fazla gelecek, hatta tüketemeyeceksiniz. Tüm detokslar için geçerli olan doktorunuza ya da uzmanınıza danışma kısmı bunda da geçerli tabii ki. Her detoks için aynı maddeleri sıralamayayım. Çay ve kahveyi dilediğiniz gibi için. Günde en az 2 litre su içmeniz gerekli. Bu detoksu sadece 2 gün yapmak bizim için yeterli, üç-dört güne uzatsak bile iki günde gösterdiği etkinin üzerini göstermeyecektir maalesef.

İsteyenler kısa süreli zayıflamak için, isteyenler yağ yakımında takılan kiloyu açmak için, isteyenler diyetini hızlandırmak için hem pratik hem tok tutucu bu detoksumu da deneyebilirler.

Ayva içerdiği vitaminler ile de adından çok söz ettirir. A, B, C vitaminleri, fosfor, potasyum, çinko gibi birçok minerali de barındırır. Fazlası kabızlık gibi ciddi sindirim problemlerine sebep olabiliyor. O zaman da sizin için hazırladığım önemli tarifler kısmına bakarak kabızlık için etkili şeyleri menümüze eklememiz gerekebiliyor. Ancak ben diyetlerde bol su ve sebze yemeklerini bu nedenle üzerine basa basa yazıyorum. Bence suyun geçiremeyeceği bir dert yoktur çünkü.

Bu detoksu en çok bekleyenlerden biri sevgili dostum Nazlı idi.

Nazlı'nın bendeki hikâyesi çok başkadır. İçeriye girdi ve "Ben zayıflamak istiyorum," dedi. Beni dinlerken sanki "Yok ya, deli bu kadın, bunda da zayıflayamam ben," dediğini yüzünden okuyordum. Ama devam ettim anlatmaya, şu kadar yağ var, şu kadar su var, bunu yapacağız, bunu deneyeceğiz gibi. Sonra dedi ki "Ben başka bir diyetisyene gidiyordum, ancak öyle bir menü aldım ki beni aç bırakarak bana kilo aldırdı. Hem açtım, akşamları neredeyse yemek yoktu, hem kilo aldım. O da diyetisyen bu da diye düşündüm ama bir arkadaşım sizi ısrarla tavsiye edince geldim. Bakışlarımın sebebi o," dedi. Dedim "Siz benden önce yaşadıklarınızı unutun şimdi. Sanki ilk defa bir diyetisyenle tanışıyoruz ve ilk defa bir diyet yapabiliyoruz gibi davranmamız lazım. Sonuçta İzmir'e gitmek istediğinizde pek çok yoldan gidebiliyorsunuz. Sizin için hangisinin daha doğru olduğuna beraber karar vereceğiz. Uçak mı araba mı?"

Sonra tabii biz dost olunca anlattı bir gün. "Kapıdan çıkarken deli olduğunu düşündüğüm doğrudur ama 3 ayda 12 kilo verince ben artık deli değil, sihirli olduğunu düşünmeye başlamıştım," dedi. "Bu cümleyi çok duydum," dedim, "Ondan kendine inanman gerekirdi. Ben yol gösterdim ama sen de başardın."

"Nilay," dedi, "Hiç bu kadar ince bacaklarım olmamıştı, basen diyetle gitmez diye inandırıldık biz hep," dedi. "Sen bunu kırdın. Seni bütün Türkiye tanımalı." Dedim "O da olur bir gün."

Olur bir gün...

Güzel enerjisi ile Nazlı, ben ona diyette arkadaş olurken bana hayatta arkadaş oldu. Baktım artık yanımda en iyilerden biri daha var. Hep olsun.

Neyse, anlatmaya çalıştığım şey olayın basen ya da göbekten bölgesel zayıflama değil, doğru zayıflama olduğu... Doğru listeleri yapınca, kişi kendine inanınca ve yol arkadaşı hem bilgi hem motivasyon açısından yeterince dolu olunca oluyor bu iş. Nazlı'ya bunları anlattım, o da inandı.

En etkili cümlesi; "Yemek yiyerek zayıfladım," oldu. "Ne tatillerde diyet yaptım ne de özel günlerde. Kaçamak yaptım, sen kızmadın, tam tersi toparlamayı öğrettin. Tatil dedin yılbaşı dedin serbest bıraktın ama ben istediğim bacaklara hem de kısacık sürede, yiyerek ve asla acıkmadan kendimle ve hayatla küsmeyerek sahip oldum," dedi.

Şimdi sizin tanıdığınız Nilay Keçeci'yi size gösterme yolunda ilk adımı o attı. İyi ki de attı canım benim, bir kez daha öperim onu.

Ayva detoksundan Nazlı'ya nasıl geldik peki, tabii verdik kiloları, ben minimum kiloya kadar indim çünkü eşi de kendisi de gezmeyi pek seviyorlar bilemezsiniz, "E geri alma bari," dedim, o da dedi ki "Sen şöyle bir detoks hesaplasan, yıl başında yesek sonra yediklerimiz gitse, en çok bana, sonra herkese yarar. Ama ben 3 gün yapamam, bana uygun değil."

"Doğru," dedim, "Bazıları sıkılabilir." O nedenle bu detoksu 2 gün planladım ve hesapladım. Ayva detoksu deyince aklıma ilk o geliyor yani. Bu detoksla verdiğiniz kiloyu sabitlemek için menüyü de şuraya bırakalım.

> "1 dilim bir parmak kalınlığı kadardır. Yani doyarak zayıflayın."

Sabitleme Menüsü

sabah

- 2 yumurtadan 2 dilim peynirli ve otlu menemen ya da omlet
- 2 adet ceviz içi
- Kırmızı kapya biber + domates + salatalık

öğle

- Izgara et ya da balık ya da tavuk (100 g gibi yani iki avuç ölçüsünde)
- Az yağlı mevsim salatası

ikindi

- 17:00 1 avuç karışık (istediğimiz) kuruyemiş + 1 avuç leblebi

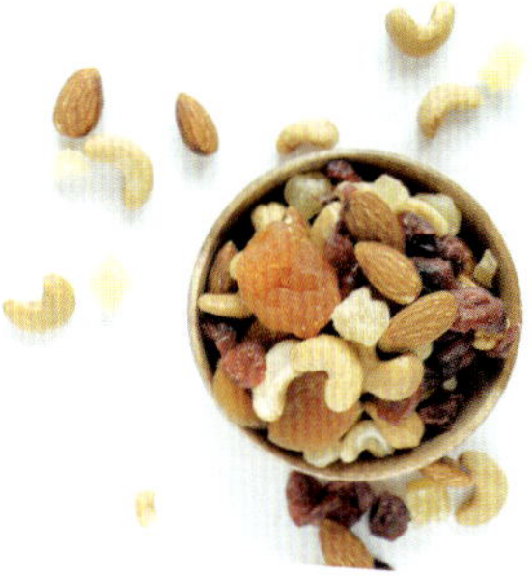

akşam

- 6-7 yemek kaşığı zeytinyağlı sebze yemeği ya da kuru baklagiller yemeği
- 2 yemek kaşığı yoğurt ya da 1 kâse cacık
- Az yağlı mevsim salatası

İşte geldik muhteşem üçlünün en sonuncusuna; merak etmeyin bitmedi, ama bu üçü en çok beğeneceğinizi düşündüklerimden. En etkili olanları en önce deneyelim, ama iki detoks arasında en az 15 gün olmasına özen gösterelim. Eğer hazırlanacağımız yemek ya da önemli olan etkinlik çok yakınsa en azından 3-4 gün toparlama listelerine devam edip sonra diğer detoksa başlayabiliriz.

Bir çoğumuz metabolizma hızımızdan yakınıyordur eminim, neden benimki yavaş, bu metabolizmamı hızlandırmak için neler yapabilirim diye.

Benim canım danışanlarımdan biri içeri girdi bir gün, dedi ki "Nilay Hanım, ben sadece metabolizmamı hızlandırmak için geldim." Dedim, "Tamam, elimizden geleni yaparız, oturun siz. Önce hikâyesini anlattı, pek çok kez diyet denemiş, daha kötüsü çok fazla karışım denemiş ve karaciğeri için tedavi almak zorunda kalmış. Nasıl olduğunu anlattığında doktoruna ulaşmak istediğimi söyledim. "Seve seve," dedi, verdi numarasını, aradım. Doktor tabii diyetisyenlere tepkili bir şekilde açtı telefonu. Kadının karaciğeri kötü durumdaydı, "Biz elimizden geleni yapıyoruz," dedi. "Nasıl olur da bir uzman iyileştirmek yerine o ot bu çöp karıştırıp bu suyu için şu kadar diye bir insanı sağlığından edebilir," dedi. Dedim, "Haklısınız, benim için de büyük bir yara. Ama kişi diyetisyen bile değil, kendisine beslenme uzmanı diyen, sadece sertifika alan ve insanlara umut dağıtarak para kazanan biri. Bizim için de büyük bir yara bunlar ama yapılacak bir şey gelmiyor elimizden ancak yaptıklarını düzeltmeye çalışıyoruz. Ben elimden geleni yapacağım ve karaciğerin yenilenmesi ve düzelmesi için düzenli listeler yazacağım," dedim. Doktor tepkili bir şekilde kapattı telefonu.

Ben de danışanıma döndüm dedim ki; "Neden bir uzman yerine, ne olduğunu bilmediğiniz insanlara güveniyorsunuz? Biz bu diplomayı alıp yetişebilmek için kaç sene okuyor, kaç sene çalışıyoruz biliyor musunuz? Göz göre göre sağlığınızı hiçe saymak bu kadar mı kolay? O kişiye sorsanız sizin başka şeyler yaparak kendinize zarar verdiğinizi söyleyebilir, çünkü beslenme maalesef bir enjeksiyon gibi o anda sonuç gösterecek bir durum değil ki insan vücudunda. Yavaş yavaş çıkıyor işte. Beş sene önce saçma bir diyet yapıyorsunuz beş yıl sonra sonuçlarını güzelim vücudunuz çekiyor. Yazık değil mi? Hem o zamanki emeğe hem de size. Beş yıl sonra da bu vücut sizin."

O anda "Anlamıyorsunuz Nilay Hanım," dedi. "Zayıflamak için insanların tüm umutlarını kullanıyorlar," dedi. Dedim, "İzin vermeyiniz, biz herkese ulaşamayız ki. O spor hocası, bu işletme mezunu ya da işi hiç bu olmayan bir sürü insan diyetle o karışım, bu su, o bilmem ne ile sizin tüm sağlığınız ile oynuyor. Ben de ameliyatlara girip kesip dikeyim o zaman. Hiç olacak iş mi? Herkes kendi işini yapmalı ve o işte en iyisi olmalı."

"Doğru," dedi, "Ama ben çok geç anladım." Başka bir şey söylemek istemedim, çünkü zaten kötü hissetmişti danışanım. Başladık ne yapabileceğimizi konuşmaya.

Kısa bir sürede bu kadar iyi toparlayacağımızı hiç bilmiyorduk. Ne dediysem yaptı ve düzenli listelerle hem kilo verdi hem de karaciğeri daha iyi duruma geldi. O kadar iyiydi ki doktoru beni aradı, artık hastalarını bana yönlendireceğini söyledi ve teşekkür etti.

Bir diyetisyenin hayatında bundan daha özel bir an olamaz herhalde, diyeceğim ama sizlerle paylaşacağım birkaç an daha var.

Karaciğer için öncelikle hafif sebze ağırlıklı beslenme yaptık. Sonrasında hayvansal kaynaklı proteinler ile karaciğer hastalıklarında alınan güzel sonuçları okudum. Öyle devam ettik ama biraz daha çeşitli listeler ile. Bir zaman sonra durdu tabii metabolizmamız, bu artık bizim diyetimizden diye düşünüp hemen sebze ağırlıklı metabolizma hızlandırıcı bir çorba tarifi çıkardım. "Hadi," dedim "Bu bizi toparlar." Sonuçta bir yılı aşan bir sürede 20 kilo kaybederek karaciğeri daha sağlıklı hale getirdik ve artık sağlıkla, sadece ayda bir, koruma amaçlı görüşüyoruz. Çok seviyorum kendisini, kendisine artık daha iyi baktığı için daha çok.

Bu çorba yavaşlayan metabolizmalarda biraz daha hızlanmayı sağlayabilir. Bazı makalelerde metabolizma hızını sadece spor ve ara öğün almanın etkilediğine dair bilgiler yer alır. Biz hayatımıza ara öğün ve sporu ekledikten sonra bu çorba ile daha hızlı bir metabolizma için ilk adımı atmaya başlayabiliriz.

Metabolizmalar yanlış diyet uygulamaları, fazla kilolar ve kullanılan ilaçlar ile yavaşlayabiliyor. Spor yapmamak ve hareketsiz yaşam da bunu destekliyor. Kilo vermeye başladığınızda metabolizma hızınızın ilk olarak düştüğünü, fakat zayıfladıkça yükseldiğini göreceksiniz. Bu çok normal bir durum. Çünkü kas kütlesinin bütünlüğü ile metabolizma hızı doğrudan ilişkilidir.

Diyetteki başarımız metabolizma hızımız ile de doğru orantılı tabii ki. Yavaş bir metabolizma hızı ile diyetimiz daha uzun sürede tamamlanabilir, bu durum da bize motivasyon kaybı ile geri dönebilir. O nedenle metabolizma hızımızla iyi anlaşmalı, onu yükseltecek etkinlikler ve diyetler yapmalıyız.

Ancak bazı durumlar metabolizma hızımızı fizyolojik olarak etkiler. Kadınlarda âdet döngüsü gibi. Bu durumlarda yaptığımız diyetler ya da spor, istediğimiz etkiyi göstermeyebilir ya da fazla gösterebilir. Bu noktada kişinin kendisini tanıması da oldukça önemlidir.

Yayınlanan son makaleler soğuk ya da sıcağın metabolizmaya bir tesirinin olmadığını söylüyor. Bu nedenle yazın ya da kışın diyet yapmak kişiden kişiye olumlu ya da olumsuz etkiler gösterebilir.

Metabolizma hızımızı nasıl öğrenebiliriz sorusuna ise "bizimle" cevabı verebilirim. Metabolizma hızlarını ölçen vücut analiz cihazları ya da direkt olarak metabolizma hızı ölçüm cihazları ile yaklaşık sonuçlar almamız mümkün.

Önceleri bu cihazlar bile tek tük kullanılıyordu. Şimdi tüm diyetisyenler bu cihazlardan aldığı için ölçüm sonuçları ile doğru diyet listelerini yazılabiliyor. Hatta vücut analiz cihazı ile ölçüm almadan yazılan diyetlerin doğruluk payları olacağını çok da düşünmüyorum. Vücut analiz cihazlarının illa bizimkiler gibi olması gerekmiyor. Yağ, kas ve analizi yapan ev tartıları pekâlâ kullanılabilir, ölçüm yapılabilir.

> "Size et ve yoğurdu birlikte yeme, protein ile karbonhidrat birlikte alınmaz yoksa zayıflayamazsın diyenlerden sessizce uzaklaşın."

Metabolizma Hızlandırıcı Çorba

- 2 orta boy kabak
- 1 enginar
- 1/2 kereviz
- 1 adet tatlı kırmızı biber
- 1 çiçek brokoli
- 1 tutam dereotu
- 1 tutam maydanoz
- 1 orta boy domates
- 1 orta boy soğan
- 1 yemek kaşığı kadar zeytinyağı
- 1 çimdik tuz
- 1 çay kaşığı kadar kekik
- 1 çay kaşığı kadar toz kırmızı biber
- 1 çay kaşığı kadar zerdeçal (Alerjen olabilir, alerjisi olanlar koymasın.)

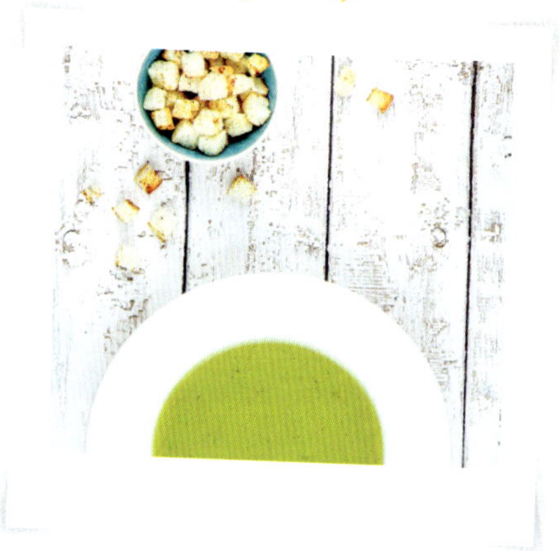

Tüm malzemeleri bir tencerede üzerine su alacak şekilde haşlıyoruz. Pişme işlemi bittikten sonra blender yöntemi ile çorba haline getiriyoruz. İsteyenler taneli bırakarak tüketebilirler. Ben iki yöntemle de tadını çok seviyorum. En son üzerine zeytinyağı ve kekik gezdirebiliriz.

Menü

sabah

- 2 yumurtadan 2 dilim peynirli otlu bir menemen ya da omlet
- 2 adet ceviz içi
- Tüm mevsim yeşillikleri

öğle

- 6 yemek kaşığı zeytinyağlı sebze ya da baklagiller yemeği
- Az yağlı mevsim salatası

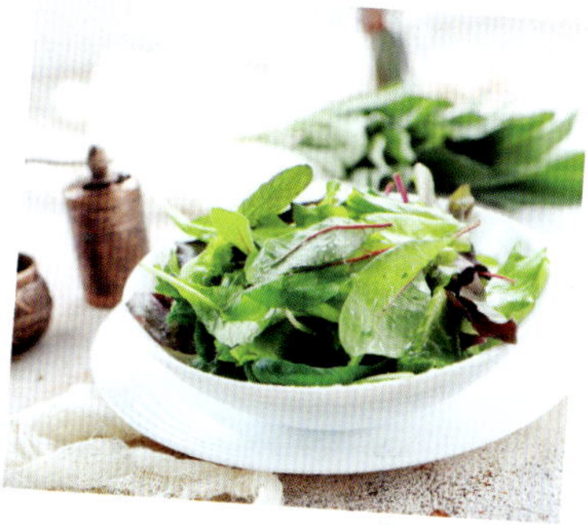

ikindi

- 15:00 1 orta boy meyve
- 17:00 1 orta boy meyve

akşam

- Sınırsız metabolizma hızlandırıcı çorba

Diyeti 3 gün boyunca bol su içerek uygulayabiliriz. Yürüyüş yapmak da serbest bu diyette. Çünkü çorba inanılmaz tok tutuyor ve bir kâseyi bile bitiremeyeceğinizi bilsem de sınırsız yazıyorum, çünkü kalorisi yok denecek kadar az. Daha iki kâse içebilenini duymadım. Bakalım siz neler yapacaksınız?

Ayrıca kış aylarının hastalık çorbası gibi ya da fazla kaçırmasanız da diyetinizde fit bir çorba isterseniz rahatlıkla yemek yanına da servis edilebilecek bir çorba bu. Ama dediğim gibi tok tutucu özelliği o kadar fazla ki bir kepçe yetecektir. Aynı zamanda bu çorba tam bir vitamin deposu. İçerisindeki sebzelere baksanıza.

A'dan C'ye, D'den B'ye her vitamin ve mineral için çocuklarınıza bile keyifle içirebilirsiniz. Emziren anneler sütleri artsın diye tamamen blenderdan geçmiş haliyle tüketebilirler. Hastalık ya da kronik durumlarda da bu liste çok ağır gelmeyecektir. Ancak toparlanma listesini de unutmayalım.

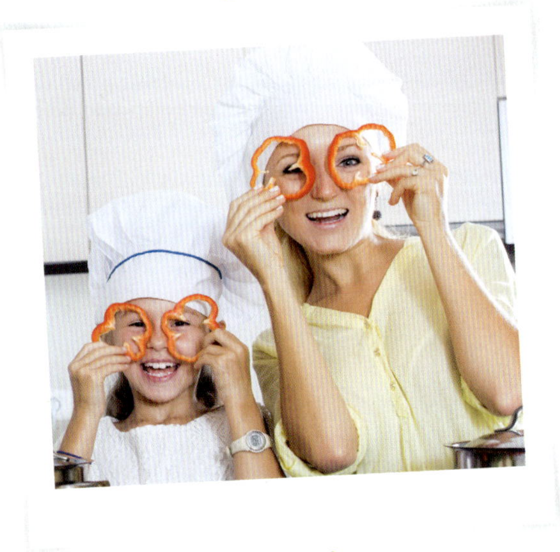

sabah

- 1 dilim esmer ekmek (tam tahıllı)
- 2 yemek kaşığı lor peyniri
- 1 çay kaşığı çörek otu
- Domates-salatalık

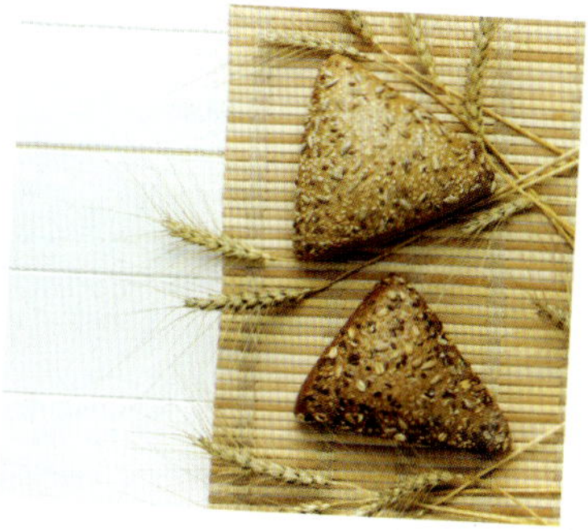

öğle

- 200 g ızgara balık (3 avuç gibi)
- Az yağlı mevsim salatası

ikindi

- 2 orta boy meyve

akşam

- 6-7 yemek kaşığı zeytinyağlı sebze yemeği
- Az yağlı mevsim salatası

Sırada en sevdiklerimden tam bir yaz detoksu var, ananaslı cacık. Onun çıkış öyküsü tamamen sizlerden. Yeni bir detoks, yeni bir diyet derken ne yapabilirim diye düşünerek ananaslı cacık yapalım dedim.

Sonuçta cacık, yaz aylarında sürekli tükettiğimiz ve yağ yakımını hızlandıran bir öğün. Ben onu yağ yakımına yardımcı olan, diyetin en sevileni, bol C vitamini deposu ananas ile birleştirdim. Ananas yağ yakımını hızlandırdığı gibi, tok tutar, cilde iyi gelir, bağışıklık arttırır ve şekerli tadı ile şeker ihtiyacımızı toparlar. Bazılarımızın alerjisi var, evet, çok iyi biliyorum, onlar tüketmemeli, hatta yoğurtla karıştırıp hiç tüketmemeli. Ama olmayanlar için bu geçerli değil tabii ki.

Ananaslı Cacık

- 3 dilim parmak büyüklüğünde kesilmiş ananas
- 2 yemek kaşığı yoğurt
- 1 çay kaşığı çiya tohumu

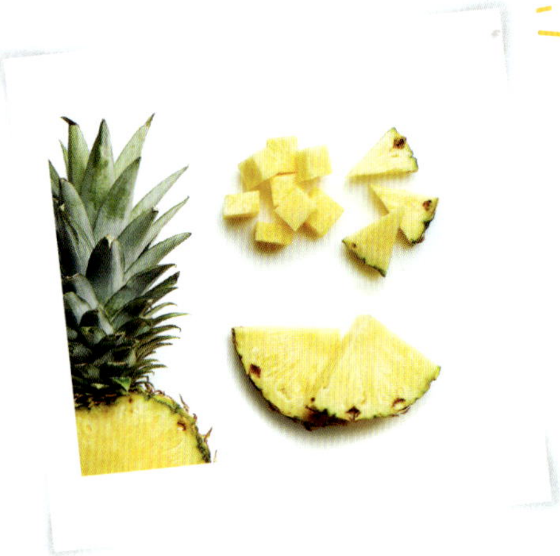

Yapılışı

3 dilim ananası rendeleyerek ya da küçük doğrayarak yaptığınız cacık ile karıştırın. Üzerine çiya tohumunu ekleyin, dolapta soğutun, bitti.

Menü

sabah

- 1 dilim esmer ekmek
  (tam tahıllı, çavdar ya da buğday ya da yulaflı)
- 1 dilim beyaz ya da dil ya da lor peyniri
- 1 yumurta (omlet ya da menemen ya da haşlama)
- Domates – salatalık – dereotu – maydanoz

öğle

- 1 kâse çorba
- Az yağlı mevsim salatası
  (1 yemek kaşığı zeytinyağlı)

ikindi

- 15:00 2 adet fırın galetası
- 17:00 1 orta boy meyve

akşam

- 1 kâse ananaslı cacık

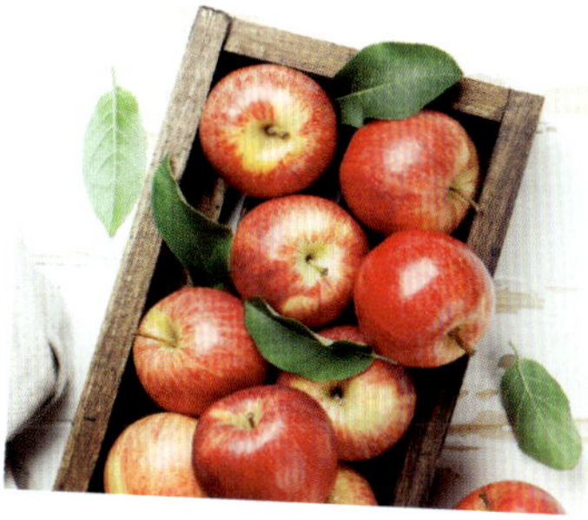

Bir diğer hızlandırıcı diyet tarifimize gelelim o zaman. Kısa sürede kilo vermek isteyen ama bu zamana kadar verdiğim tarifleri kendisine uygun bulamayanlar için herkesin seveceğini düşündüğüm ve sadece 2 günde keyifle 2 kilo verdirecek olan bahar detoksuma. Kimse muz ve çileğe hayır demez diye düşünüyorum.

Bu diyette aklıma direkt tek isim geliyor: canım Leyla. O benim buralara kadar ilerlememde karşıma çıkmış esmer bir melek. Hikâyesi pek çok kişiyi etkileyebilir. Çünkü o, kilolu olarak bana gelmedi, zaten zayıftı. Gayet güzel bir vücudu vardı. Ama kas yapmak istiyordu. İşte bu kısım da pek çoğunuzu ilgilendirecek diye düşünüyorum. Çünkü kas yapmak bu dünyadaki en zor şey olsa gerek. Öyle kolay kolay kas yapamazsınız ya da kas kaybedemezsiniz. Kas yapmak için hem diyet hem spor gerek ama ikisinin de en mükemmeli şart.

Geldi Leyla, daha önce bir diyetisyene gittiğini ama sporcu beslenmesi yönünden tatmin olmadığını söyledi. Zaten benim gibi tam bir terazi burcu. Dedim, "Yaparız, yaparız da uzun sürer." Sanılıyor ki kişi zayıfsa hemen kas yapabilir, nasılsa yağ yok vücudunda. Halbuki daha zor. Biz Leyla'yla karın ve yan kaslar için tam altı ay uğraştık. Sonunda değdi ama, istediği gibi oldu tüm vücudu. Yani diyet sadece zayıflamak amacı ile yapılmıyor aslında. Zayıf olanlar kas yapmak ya da kendini daha iyi hissetmek için de diyet yapabilir. Yani senin ne ihtiyacın var diyete ya, ye, boş ver, zaten zayıfsın diye konuşanlara yaşam kalitesi şeklinde bir cevap olacak bu hikâye. Sağlıksız olmadığı koşulda herkes en minimum kiloya kadar inebilir. Hatta o kiloda kas yapabilir. Vücut onların. Lütfen kimsenin yemeğine karışmayın. Ne çok ye ne az ye diye.

Eskidendi tabakta yemek bırakmamalar. E öyle büyüdük tabii. Sonra ne oldu; tabakta yemek bırakma, midende bırak, bırak ki kilon alsın başını gitsin, mide istifa etsin. Haydi sonra mideyi nasıl küstürdüm, ne yapacağım ben diye düşün. En iyisi az ya da çok, doyduğu anda tabakta ne olursa olsun bırakanlardan olmak.

Hani Türk âdetidir, evine gelen mutlaka tok gönderilir ya, biz tok olana da "Ye n'olur," demekten bütün iç organları kendimize kötü konuşturuyoruz aslında. İyilik mi? Kesinlikle değil.

Neyse gelelim canım Leyla'ya... Leyla her düştüğümde bana en iyi yerlere yükseleceğimi, ne kadar diyetisyene gitse de bendeki enerjiyi kimsede görmediğini ve nasıl bu kadar pozitif kaldığımı sordu durdu hep. Ben de en kötü zamanlarımda hep onunlaydım. Yani artık arkadaş olduk tabii. En güzeli de danışanlarınız diyeti bitirdiğinde arkadaşınız olarak kalabiliyor.

"Kas yapmak o kadar kolay olmayacak," dedim. İyi bir spor hocası gerekiyordu bize. "Var," dedi. Çok sıkı diyetler gerekiyordu. "İlk olarak 5 kg olan yağ fazlalığını alacağım ve kas kütlemizin daha da artması için uygun diyetler yazacağım ve vücuduna şekil vereceğim." dedim. "Tamam," dedi. "İlk diyetler çok sıkı olmalı, sonra gevşeriz," dedim. Onu da kabul etti ve karşısına çilek-muz-peynir detoksu geldi.

İlk birkaç gün sesi çıkmadı, ama sonra şu mesajını hiç unutmuyorum: Survivor'da ödül oyunu kazananlar gibi bir gün hamburger yiyeceğim günü önümde çilek ve muzla bekliyorum. Ne güldüm anlatamam, Allah da onu hep güldürsün.

Yani bu diyeti ilk yapan ve sonucu çok güzel alan kişi Leyla. Ama kendim için de söyleyebilirim ki, ne zaman fazla kaçırsam ertesi gün öğleni salata, akşamı bahar detoksu ile topladım ben. Hele hele çilek için diyeceksiniz ki e kışın mevsimi değil. Yedim vallahi. Bir çok şeyin mevsimi olsa da kendisi değil artık zaten.

Bahar Detoksu

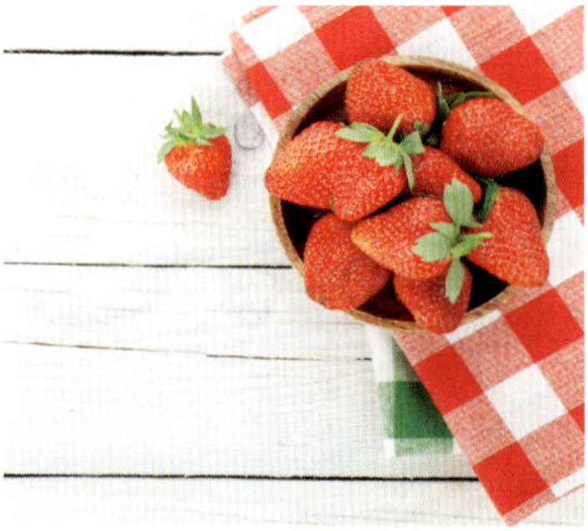

- 12 adet çilek
- 2 dilim ananas
- 1/2 muz
- 2 dilim beyaz peynir

> "Güzel yağ yakmak isteyen meyve olarak ananas tercih etsin. Hem de kahvaltıda bile olabilir. Hem yağ yakıcı hem en iyi diyet meyvesidir."

Yapılışı

Tüm meyveleri ister keserek ister doğrudan bir tabağa koyup yanına peyniri koyacağız ve servis edeceğiz. Ananas büyüklüğü 1 parmak kalınlığında olmalı. Muz mümkünse küçük muzlardan tercih edilmeli ve çilek minik ya da orta boy çileklerden seçilmeli. Beyaz peynirin ezine mi tam yağlı mı olduğu da hiç fark etmez.

Menü

sabah

- 2 dilim esmer ekmek arasına 2 dilim peynirli tost ya da sandviç

öğle

- 90g ton balıklı ya da tavuklu az yağlı mevsim salatası

ikindi

- 15:00 1 avuç karışık kuruyemiş
- 17:00 2 adet kuru kayısı
- 2 adet ceviz içi

akşam

- Bahar detoksu

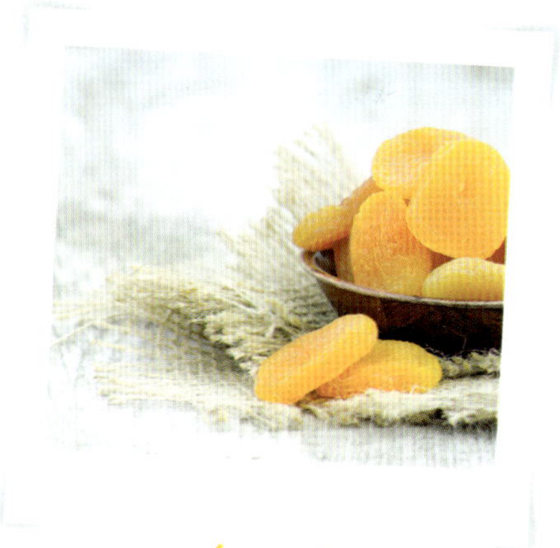

Sadece iki gün, bol su ile ve yürüyüş ile yapılacak ve 2 günde 2 kiloya yakın kilo vermenize yardımcı olacak, en renkli ve en keyifli listelerden bence.

Tüm listeler kişiye özel olarak diyetisyenleriniz tarafından sizin sevdikleriniz ile çevrilebilir. Ama takılan kiloları kırmak ya da o son birkaç kiloyu yok etmek istiyorsanız, genel olarak hesaplanmış iki günü aşmamak üzere yapılmış bu listeler ideal.

Hiçbir detoks birbirini devam ettirerek yapılmamalı. Mutlaka takip eden toparlanma listesi yapılıp besin çeşitliliği ile devam edilmeli.

İki detoks arasında daha önce de dediğim gibi 10-15 gün olmalı. Toparlanmak için vücuda süre tanımalıyız. Eğer detoksu yapar ve eskisi gibi yüklü beslenmeye devam edersek değişen bir şey olmadan verdiğinizi geri alırsınız bu nedenle mutlaka toparlamalısınız.

Toparlama Menüsü

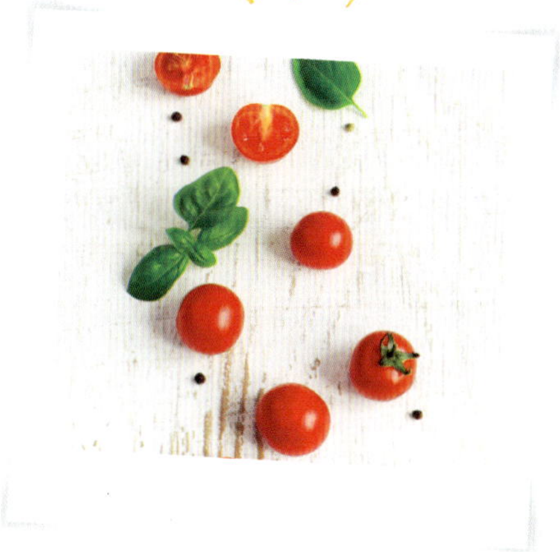

sabah

- 1 dilim esmer ekmek (tam tahıllı)
- 1 dilim beyaz peynir
- Domates – salatalık

öğle

- 2 yumurtadan menemen ya da omlet
- Söğüş sebze

ikindi

- 1 avuç karışık kuruyemiş ve 1 avuç karışık kuru meyve

akşam

- 7-8 yemek kaşığı zeytinyağlı sebze yemeği ya da baklagiller yemeği

Şimdiki hızlı listenin hikâyesi biraz değişik. Ben genelde meyveleri ya da sebzeleri direkt veririm, yani suyunu sıkın, şunu ekleyin için falan demem. Ama danışanlarımdan biri geldi bir gün. Dedi ki "Bu yazdıklarınız bana hiç uygun değil. Ben o kadar hızlı evden çıkıyorum ve o kadar hızlı yaşıyorum ki zaten bundan kilo veremiyorum." Dedim "Hızlıca bir yulaflı kahvaltı yapın o zaman."

"Zamanım yok Nilay Hanım," dedi.

Diyet dediğinizde karşınızdaki kişinin hayatına uygun ve yapabileceği listeler yazmalısınız. Yoksa ne sizin ne de onun başarısı ortaya çıkar, geçmiş olsun yani. Mesela bana birisi hiç sevmediğim bir sebzeyi ye diye diretse hem o kişiye inat yerim hem de bu kim de diretiyor diye bir düşünürüm. Ya da aynı şekilde en sevdiğim meyveyi yasaklasa, derim ki daha neler, bunu da yemeyeceksem ne zevk alacağım ki ben. Kendime yapılmasını istemediğim hiçbir şeyi başkasına yapmaktan hoşlanmadım sebep ne olursa olsun. Elbet bir orta yol bulurum diye düşünürüm. Sonunda da bulunur emin olun. Neyse dedim ki "Size özel bir şey yapacağız çaresi yok. Orta yolda buluşuruz." Dedi ki "İşte bu yüzden hiçbir zaman yapamadım ben bu diyet listelerini."

"Tamam," dedim ben de "Hiç gerek yok stresli olmaya. Meyveyi direkt yemek istemiyorsanız sıkacağız artık ya da içine kahvaltı için mis gibi şeyler koyacağız." Fit smoothiemizin hikâyesi böyle başladı. Dedim ki "Ben sevmem öyle çek, karıştır, iç, ama madem kolay olacak ve ancak bunu yapabileceksiniz o zaman en güzel sebze ve meyvelerden bir karışım hazırlayalım. Siz bunu önce kahvaltı da için. Sonrasında akşam yemekleri yerine koyar detoks gibi kullanırız biz de."

"Tamam," dedi heyecanla. "Tam benim istediğim diyet." Toplamda 16 kg vermemiz gerekiyordu. Başladık verdik 4 ayda. Ama kendimin de en sevdiklerimden biri olan smoothie'yi ortaya çıkarmış oldum.

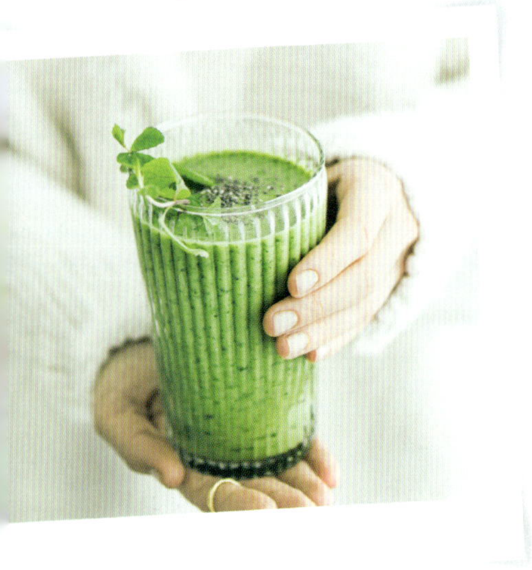

Fit smoothie hızlıca evden çıkmak zorunda kaldığınız zamanlarda kahvaltıda ya da yemek yemek istemediğiniz zaman akşam yemeklerinde tüketilerek detoks olarak kullanılabilir. Enerji deposu olduğu için çocuklarınıza ara öğünde okuldan geldiklerinde de verebilirsiniz. Lezzetli mi lezzetli hem de hızlıca hazırlanan tarifin menüsünü iki gün yaparak 2 günde hızlı giden 2 kiloyu görebilmemiz mümkün.

Diğer detokslardan ziyade bunda spor yapmayalım ancak yine bol bol su içmeye devam edelim. En az 3 litre. Zaten tok tutucu özelliği çok yüksek olduğundan daha gün nasıl geçti anlamadan detoks yapmış olacağız.

Fit Smoothie

- 1 orta boy yeşil elma
- 1 tatlı kaşığı çiya tohumu
- 1 tatlı kaşığı keten tohumu
- 1 orta boy kivi
- 1 orta boy muz
- Çok az ıspanak yaprağı
- Çok az maydanoz yaprağı
- 1/2 su bardağı su ya da kefir ya da süzme yoğurt

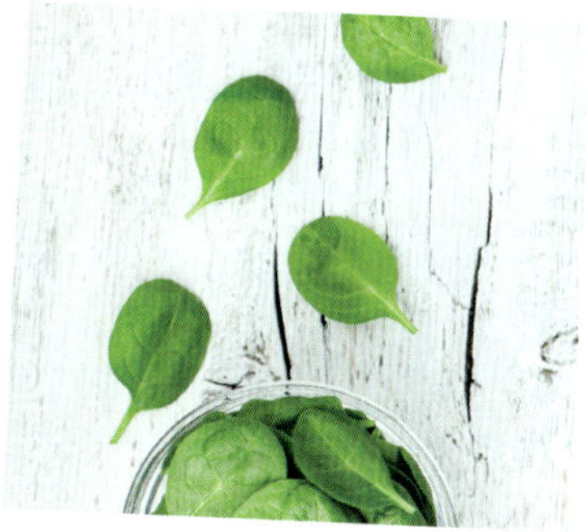

Yapılışı

Tek yapacağımız şey önce meyveleri, mümkünse sadece ikiye bölerek smoothie makinesinde çekmek. En sona kefir ve tohumları ekleyeceğiz ve tekrar çekeceğiz. Size göre kıvamı çok yoğun olursa biraz daha su ya da kefir ile açabilirsiniz.

Menü

sabah

- 1 dilim esmer ekmek (tam tahıllı)
- 2 yumurta (omlet ya da menemen)
- Tüm mevsim yeşillikleri

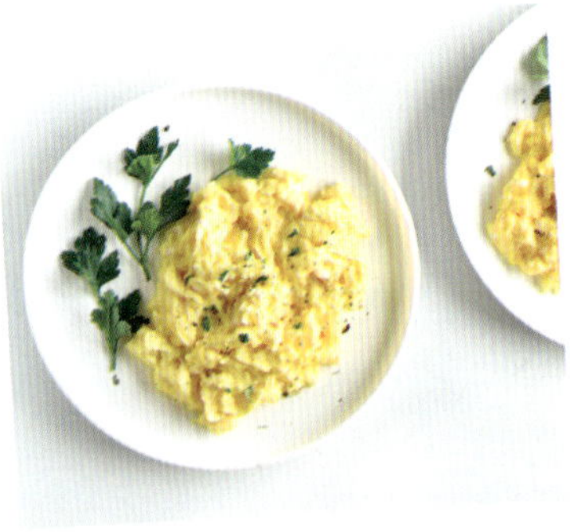

öğle

- 6-7 yemek kaşığı zeytinyağlı sebze yemeği
- 1 dilim esmer ekmek

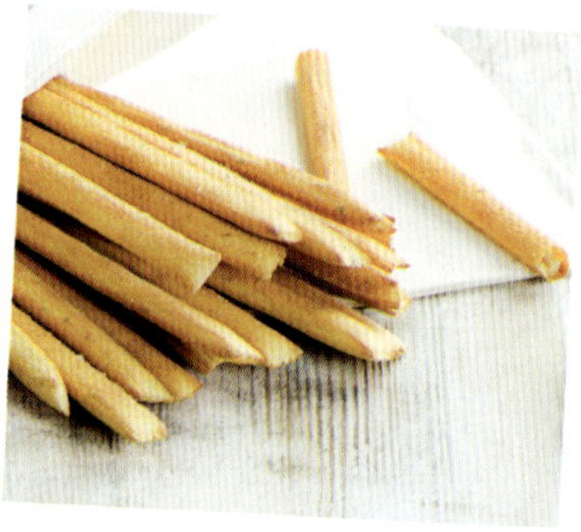

ikindi

- 1 kâse yoğurt
- 2 adet fırın galetası

akşam

- Fit smoothie

Toparlama Menüsü

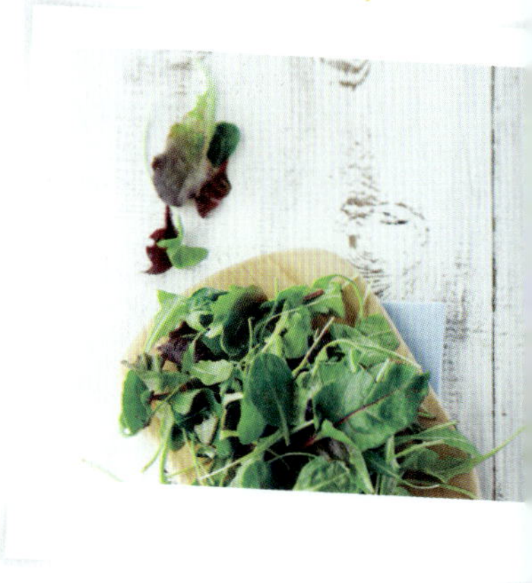

sabah

- 2 yumurta (omlet ya da menemen)
- 2 adet ceviz içi
- Yeşillikler

öğle

- 1 kâse çorba ya da 1 kâse cacık
- Az yağlı mevsim salatası

ikindi

- 2 adet fırın galetası + 1 dilim beyaz peynir

akşam

- 6-7 yemek kaşığı sebze yemeği ya da zeytinyağlı sebze yemeği
- 2 yemek kaşığı yoğurt
- Az yağlı mevsim salatası

Son tarife geldik kısa süreli zayıflama için, o da daha önce hiçbir yerde görmediğiniz bir tarif... Onu ilk defa kitabım için oluşturdum. Ama hikâyesi eskilerden.

Çok sevdiğim Tuğbam var benim, ilk olarak o geldi bana. Dedi ki "Ben PCOS (polikistik over) hastasıyım ve kilo veremiyorum. Ne yapmak gerek?"

"Gel," dedim "Önce bir tanışalım." İyi ki tanıştık çünkü o gün bugündür Tuğba hem danışanım hem arkadaşım. Herhalde dört yıldır birlikteyiz. Ama bizim hikâyemiz biraz daha derin. Tuğba'yla zayıflamaya başladık ama PCOS yok mu PCOS öyle zor bir sendromdur ki ödem tutar, açlık yaratır, kiloyu kitler; açabilirseniz açın bakalım. Elimizden geleni yapıyorduk ki, Tuğba'mın canım annesi Raziye Hanım doktora gitmiş, öyle şeyler söylemiş ki ona doktoru "Sirozsun artık sen, öleceksin dikkat etmezsen." Tamam, dikkat etmesi söylenir de öleceksin falan demek... Tabii bu durum yıkmış canım Raziye Hanımcığımı. Geldiler bana. Tuğba'ya dedim ki "Sen biraz bekle. Annenle ilgilenelim önce."

İlk olarak yakın bir arkadaşıma yönlendirdim. Karaciğer ile ilgili bütün teşhisler konulsun diye. "Evet, siroz ama doğru beslenmeyi öğret, karaciğere zaman verelim, kendini toparlasın," dedi arkadaşım. Sonra da dedi ki "Kilosu çok o da inerse tamam bizim işimiz."

Siroz denilince tabii akla hemen kötü şeyler geliyor. Sanki ona yakalanan kişi kurtulamazmış gibi... Çok alkol aldık, karaciğer gitti ya da geri dönüşü yokmuş gibi... Ama iyi bir hekim ve iyi bir diyetisyenin elinden ne geliyorsa yapması bir danışanın ya da bir hastanın hayata tutunması demek.

Nitekim öyle oldu, araştırdım, baktım, buldum en güzel makalelerden ve geçmiş bilgilerimden listeler oluşturmaya başladım. Ama her seferinde birbirimizin elinden tutarak birbirimizi motive ederek ilerledik. Kilo vermeye de başlayınca o hayattan soğumuş canım Raziye Hanımcığım gitti, yerine yüzünde güller açan sevimli mi sevimli canım Raziye Hanımcığım geldi. Hem kilo veriyorduk hem karaciğer düzeliyordu yani. İki yıl beraber çalıştık, yavaş yavaş ama güzelce 30 kiloya yakın kilo verdik. E tabii takıldığımız, sıkıldığımız, azıcık ara verdiğimiz zamanlar oldu ama karaciğerimiz kurtuldu ve biz artık daha zayıf daha sağlıklı idik.

Sonra ne mi oldu, ben hamile kaldım, doğum yaptım, artık sıra Raziye Hanımcığım'daydı. Sütüm artsın diye bana rezeneler mi taşımadı, bal kabakları mı... E tabii sırayla, ben ona baktım, o bana. Laf aramızda o kadar seviyorum ki kızını da onu da. Zamanla ben onların psikoloğu oldum, onlar benim. Tamamen iyileşince beni bırakacaklar diye azcık korkmuyor da değilim hani.

Kronik hastalıkları olan danışanlara diyet yazmak için sadece okulda öğrendikleriniz yetmiyor. Mutlaka okumak, doktorlarla konuşmak, makaleler taramak gerek. Hastalıklarda diyet o kadar önemli bir konu ki hem hastayı motive etmek hem de hastalık konusunda iyileşmeye ve toparlamaya yardımcı olmak gerek. Komplikasyon risklerini azaltmak, hastaneden çıkışı kolaylaştırmak, yeri gelir uzun süreli hastalıklarda bası yaralarına kadar toparlanmaya yardımcı olmak gerekli. Bunun için çok okumalı, çok sevmelisiniz mesleği. Hastalıklarda diyet biraz zor yani. Ama karşınızdaki sizin anneniz ya da ablanız diye bakarsanız daha içten daha kolay oluyor her şey; o size tutunuyor, siz ona. İyileşmek için önce psikolojik faktörleri kaldırıyorsunuz ortadan, sonra zayıfladıkça eskisinden daha sağlam oluyor vücut. Tabii kolay değil, zor bir yolculuk bu, zamanla sıkılabiliyor insan, bırakmak isteyebiliyor, aman diyeyim o noktalarda bırakmayın elini danışanınızın ya da diyetisyeninizin, hani gecenin en karanlık zamanı şafak sökmeden öncedir demişler ya işte aynen öyle. Bu cümleyi de en çok en sevdiğim canım kardeşim kullanır. Çünkü o benim bu dünyadaki en iyi arkadaşımdır.

Hikâyeden bir türlü sırası gelmedi ama son hızlı tarif karşınızda; Bu tarif ile 2 günde 2 kilo kaybetmeye hazır olun.

Kırmızı Detoks

- 2 adet kırmızı kapya biber
- 1 yemek kaşığı arpa şehriye
- 3 yemek kaşığı yoğurt
  (İster süzme ister ev yoğurdu, biraz sulanmış olmalı.)
- 10 adet file fındık
- 1 tutam maydanoz
- 1 tutam dereotu
- 1 çay kaşığı çiya tohumu
- 1 çay kaşığı keten tohumu
- 1 çay kaşığı zerdeçal (Alerjen olabilir, dikkatli kullanalım.)

Yapılışı

Arpa şehriyeleri suda haşlayıp şişirelim. Bir gün önceden yarım çay bardağı suda beklettiğimiz çiya tohumunu şişmiş hali ile kullanalım. Kırmızı kapya biberi fırında çok az pişirelim. Fırında pişmiş ve yumuşamış kapya kırmızı biberi küçük dilimler halinde keselim.

Daha önceden haşladığımız arpa şehriye, kesilmiş kapya kırmızı biber, yoğurt, minik kesilmiş file fındık, iyice doğranmış maydanoz, dereotunu karıştıralım. Karışımın üzerine çiya tohumu, keten tohumu ve zerdeçalı ilave edelim. Özellikle eklemek istediğimiz kekik, nane, pul biber ya da toz kırmızı biber gibi baharatlarla da renklendirebiliriz.

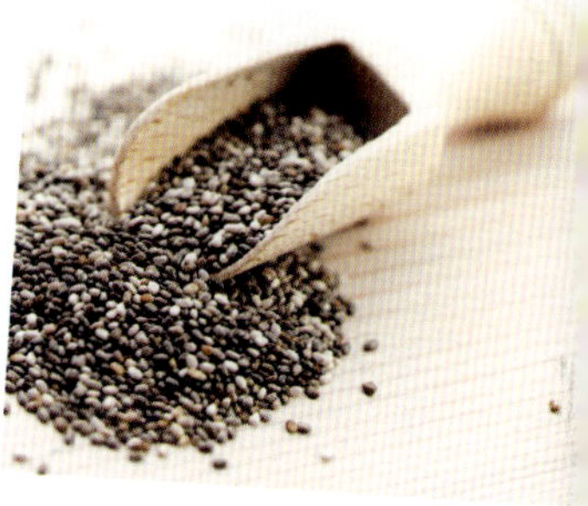

Karışımı buz dolabında az bekletip soğuk tüketirsek daha da lezzetli bir hal alacaktır.

Yoğurt light olmak zorunda değildir, evde yapılmış, az sulanmış ev yoğurtları ya da süzme yoğurtlar ile tarif daha lezzetli olabiliyor.

Tok tutucu etkisi oldukça yüksek olan kırmızı detoks ilk defa kitabım için hazırladıklarımdan.

İşte menüsü;

sabah

- 2 yumurta (menemen ya da omlet ya da haşlama)
- Tüm mevsim yeşillikleri

öğle

- 1 kâse çorba
- Az yağlı mevsim salatası

ikindi

- 2 adet fırın galetası
- 2 dilim beyaz peynir
- 1 orta boy meyve

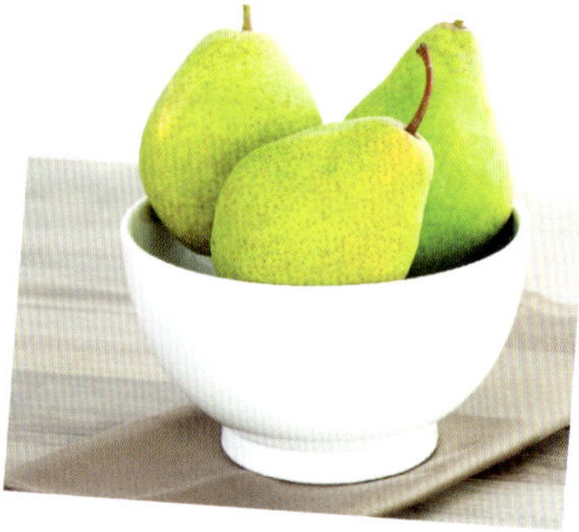

akşam

- Kırmızı detoks

"Antioksidan içeriği en fazla olan kırmızılar; çilek, kapya kırmızı biber, domates ve ahudududur."

Menüyü 2 gün yapalım. Günde en az 2 litre su içelim. Spor yaparsak yorulma ve hipoglisemiye girme riskimiz çok yüksektir. O nedenle iki gün sadece listeye odaklanalım. Sonrasında toparlanma menüsünü yapalım. Toparlanma menüleri ile çay, kahve, soda istediğimizi içebiliriz. Ancak yine günde 2 litre su içmeliyiz. Günde 40 dakikayı bulan spor da yapabiliriz.

Toparlanma Menüsü

sabah

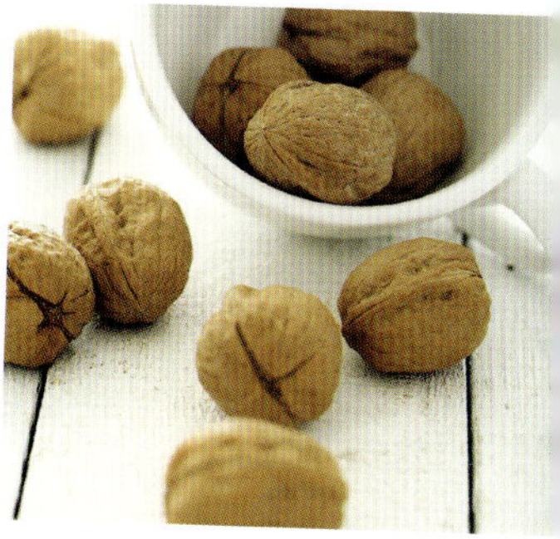

- 1 dilim esmer ekmek (tam tahıllı)
- 1 dilim beyaz peynir
- 5 adet zeytin
- Domates – salatalık

kuşluk

- 2 adet ceviz içi + 2 adet kuru kayısı

öğle

- 2 avuç içi ton balıklı ya da tavuklu ya da somonlu az yağlı mevsim salatası (Tüm mevsim yeşillikleri)

ikindi

- 2 orta boy meyve + 10 adet badem

akşam

- 6-7 yemek kaşığı zeytinyağlı sebze yemeği ya da kuru baklagiller yemeği
- Az yağlı mevsim salatası

Bu detokslarda dikkat edilecekleri tekrar sıralayalım.

- Spor yapmayalım dediklerimizde ekstra spor olmasın.
- Detoksları uygularken, aynı detoksu bir ay aralıklarla deneyelim ki vücut aynı besinlere alışkanlık göstermesin.
- İki farklı detoks arasında en az 1 hafta-10 gün ara verelim. O arayı detoks sonrası menüler ile toparlayalım.
- Detoks sonrası menülerde de mümkünse kaçamak yapmayalım.
- İhtiyacımız olan 2-3 kiloyu ya da kırılmayan kiloyu kırmak için kullandığımız ya da takılan vücutları açmak için kullandığımız kısa süreli detoksları uzun süre yapmak zararlı olabilir, unutmayalım.
- Kronik hastalığımız varsa doktorumuza danışalım.

Ve unutmayalım bu güzel tarifler birer detoks, sizin normalde yediğiniz sebze ya da meyve yemeklerinden farksız. Yani dengeli ve yeterli beslenerek kilonuzu sağlıklı tutabilirsiniz. Bu menülerin herkesin takılan kilosunu kırmak için uyguladığı popüler diyetlerden bir farkı yok. Belki de tek farkları daha çeşitli, daha lezzetli, daha tok tutucu oluşları; bu da iyiye işaret.

Bu detokslar sizi diyete hazırlasın ya da kalan kilolarınızı kırsın ve motivasyonunuzu toparlasın. Belki aralardaki hikâyelerden de kendinize ait bir şeyler bulabilirsiniz.

Kısa sürede iyi kilolar verebilmek için bu listelerin yanı sıra metabolizmamızın durmasına neden olan fizyolojik değişiklikleri de toparlamak gerekebilir. Bazı özel diyetler kullanarak bu takılmaların açılabilmesi de olasıdır. Mesela hepimiz için en büyük sıkıntıyı oluşturan konstipasyon yani kabızlık sorunu. Bana gelen danışanların ya da hastaların neredeyse tamamına yakınında aynı sorun söz konusuydu.

Aslında çocukluktan beri süre gelen bu problem bağırsaklarımızdaki normal florada bulunan bakterilerin sayılarının azalması ya da işlevlerini tam yerine getirememesi ile de ilgili olabilir. Hatta bu nedenle günümüzde probiyotik kullanımına dikkat çekilir ve diyete başlayan herkesten -bu sorun olsun olmasın- düzenli bir sindirim sistemi ya da gaz problemi yaşanmaması için sürekli kullanımı istenebilir.

Probiyotikler, düzenli kullanıldığında sindirim sistemini olumlu etkileyen ve bağırsaktaki yararlı bakterilerin sayısını arttıran besin bileşenleridir. Zayıflamak isteyenlerde olduğu gibi kabızlık ya da sindirim sorunlarını sürekli yaşayanlarda düzenli kullanımı önemlidir. Sporcuların ve vitamin mineralleri terleme ile kaybeden çocuk ya da yetişkinlerin kullanmaları da önerilir.

Probiyotikler, bağırsaktaki bakterilerin aktivitesini arttıran ve mineral emilimini kolaylaştıran (özellikle magnezyum, kalsiyum, demir), faydalı bakterilerin büyümesine yardımcı olan besin bileşenleridir. Probiyotiklerin etkisini arttırıcı etkiye sahiptirler. İmmün sistemi geliştirirler. Sadece kabızlık ya da ishalde değil, laktoz intöleransı, antibiyotik kullanımı, şişkinlik, ödem gibi sorunlar için de etkilidirler. Kemik erimesi ve mide ph düzenlenmesinde olumlu rol oynarlar. Bebeklerde gıda alerjilerine iyi gelebilirler. Ciltte oluşan kızarıklık, kaşınma ya da kuruma

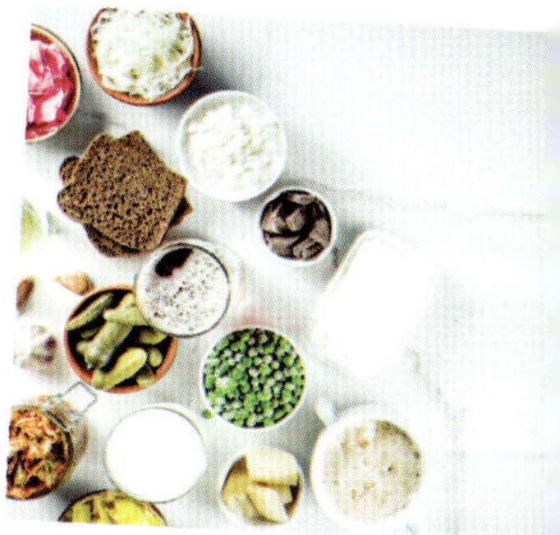

gibi sorunlara iyi gelebilirler. Cildi besinlerden oluşacak olan hassasiyet ve kızarıklığa karşı koruyabilirler. Probiyotikler; muz, kuşkonmaz, sarımsak, soğan, bezelye, yer elması, buğdayda bolca bulunurlar.

Kabızlık için beslenme günlüğümüze özellikle bağırsaklarımıza yardımcı olacak besinleri eklemekte yarar vardır. Mesela, armut, kiraz, erik reçeli, yulaf, zeytinyağı, çörek otu yağı ya da keten tohumu yağı, kaju fıstığı, antepfıstığı, tüm mevsim sebzeleri ya da zeytinyağlı sebze yemekleri ya da kuru baklagiller özellikle kuru fasulye ve mevsim salatası gibi.

İşte düzene girebilmek için kısa süreli uygulayabileceğimiz birinci diyet:

Kabızlık Diyeti

sabah

- Aç karnına 1 tatlı kaşığı erik reçeli (Sadece erik içerisinde izofenil vardır.)
- 1 su bardağı ılık su
- Tüketemeyenler sabah aç karnına 1 çay kaşığı çörek otu yağı ya da keten tohumu yağı alıp 1 su bardağı kadar ılık su ile de deneyebilirler.

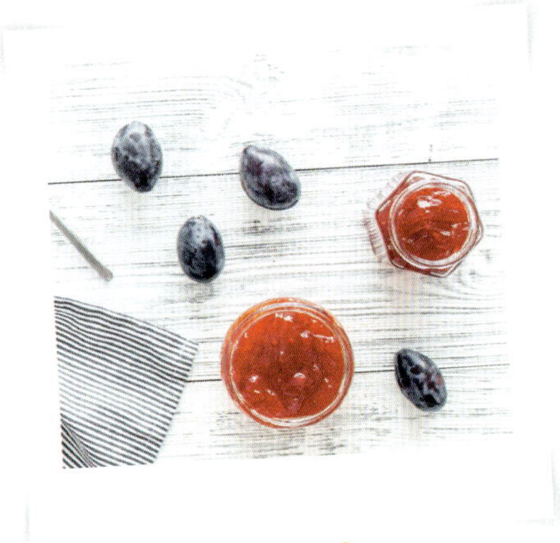

kahvaltı

- 3 yemek kaşığı yulaf
- 2 yemek kaşığı meyveli ya da sade probiyotikli yoğurt (Normal yoğurt içine probiyotik toz konularak yapılabilir.)
- 1 orta boy armut
- 1 çay kaşığı keten tohumu
- 1 çay kaşığı çörek otu yağı

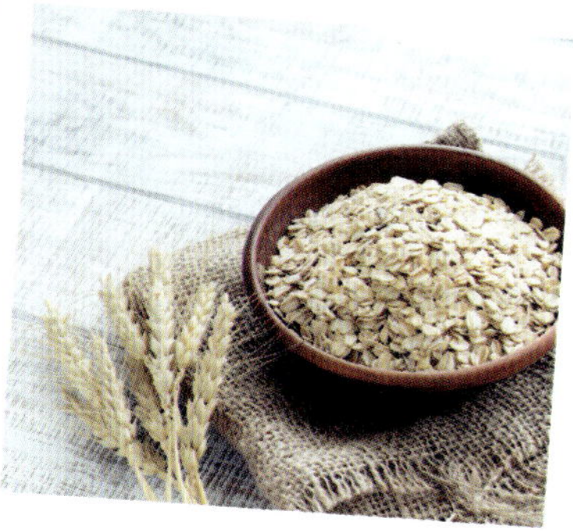

öğle

- 6 yemek kaşığı zeytinyağlı sebze yemeği (Tercihen bezelye, pırasa ya da kabak)
- 1 yemek kaşığı yağlı mevsim salatası
- 1 kepçe kabak ya da domates çorbası

ikindi

- **İlk ara:** 2 yemek kaşığı probiyotikli yoğurt + 1 çay kaşığı çiya tohumu + 1 çay kaşığı keten tohumu + 1 çay kaşığı çörek otu yağı + 2 adet kuru kayısı + 2 adet ceviz içi karıştırıp tüketelim.
- **İkinci ara:** 4 adet kuru ya da yaş kayısı + 1 su bardağı kefir

akşam

- 1 kepçe tahıllı çorba
- 6 yemek kaşığı kuru baklagiller yemeği
- 1 yemek kaşığı zeytinyağlı mevsim salatası

Sindirim sistemimiz düzelene kadar bu diyeti uygulamamız yeterli olacaktır. Diyetle birlikte 2-3 litreye yakın su içmek çok önemlidir. Mutlaka hareket etmeliyiz (günde en az 30 dakika) ve lifli gıdalara ağırlık vermeliyiz.

Kabızlık sorunun asıl nedeni az su içmek ve hareketsiz yaşamdır. Lifli gıdaların az ya da eksik yenmesi de bu sorunun artmasına neden olabilir. Özellikle bu sorunu uzun yıllardır yaşayanların doktorlarına da danışmaları, ama bu sorunla baş etmek için probiyotikli gıdaları yeterli tüketmeleri, gerekli olduğu yerde de mutlaka takviye almaları iyi olacaktır.

Gelelim mide ve sindirim sorunlarında karşımıza çıkacak olan ikinci probleme, diyare. (ishal)

Aynı kabızlık gibi vücudumuzu diyet sırasında olumsuz etkileyecek olan başka bir sıkıntı ishal. Aslında ishal ile birlikte kişiler fazla su kaybettikleri için iyi kilo vermiş olacaklarını düşünürler, çünkü midelerinde bir şey kalmamıştır. Ancak durum pek de bunun gibi değildir.

Vücuttan fazla miktarda su atıldığında onunla birlikte mineral ve vitamin kaybı da yaşanabilir. Bazı mineraller emilemeden bağırsaklardan uzaklaşabilir. Durum hem halsizlik hem sürekli uyku hissi, hem de vücuttan uzaklaşan suyu alarm veren sistemlerle ödem olarak geri dönebilir.

Ödem konusunu ayrıca işleyeceğim ileride; en önemli sorunlarımızdan biri olduğunu biliyorum. Ödem atmak için bir-iki tarif de vereceğim ama şimdi konumuz kısa süreli ya da uzun süreli diyetleri yaparken yolumuza çıkarsa motivasyonumuzu olumsuz etkileyecek olan sindirim problemlerini diyetle nasıl çözeceğimiz.

Diyare için en önemlisi vücuttan atılan suyun yerine konmasıdır. Özellikle günde 2-3 litre su içilmesi mineral kaybının da önüne geçebilir. Bu diyetlerde vücuda su sağlayabilen ve bağırsakların çok çalışmasına değil, yeterli çalışmasına yardımcı olacak olan besinlerden faydalanmak gerekir. Özellikle; şeftali, muz, makarna, yoğurt, patates, peynir, beyaz ekmek gibi bağırsaklara yardımcı besinler ile günlük beslenme programı oluşturulabilir. Esmer ve kepekli ürünler diyarede fazla tavsiye edilmez. Mevsim yeşillikleri de bağırsak çalışmasını arttıracağından az tüketilmesi ya da hiç tüketilmemesini tavsiye edebiliriz. İçlerinde en sevdiğim tavuk suyuna çorbadır. Vitamin ve minerali dışında hem tok tutucudur hem de mide ve sindirim sistemini desteklemek için de birebirdir.

> "Kabızlık sorununuza her sabah 1 tatlı kaşığı hakiki zeytinyağı ile dur diyebilirsiniz. Hemen üzerine 1 su bardağı kadar ılık suyu unutmayın."

Diyare Diyeti

kahvaltı

- 1 dilim beyaz ekmek
  (Kepekli ya da esmer ürünler diyareyi ilerletebilir.)
- 2 dilim beyaz az yağlı peynir (60g gibi)
- 1 yumurta (katı haşlanmış)

öğle

- 2 avuç büyüklüğünde et ya da tavuk ya da köfte (mümkünse köfte)
- 1 kâse yoğurt

ikindi

- 1 muz + 1 şeftali

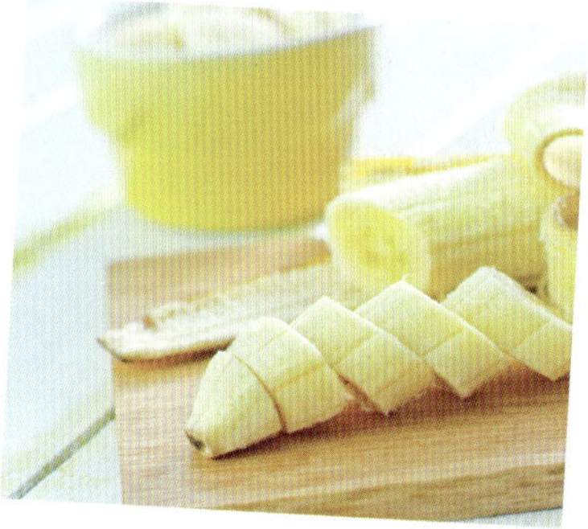

akşam

- 1 kâse tavuk suyuna çorba
  (2 kepçe gibi)
- 2 avuç kadar fırında
  kızarmış ya da haşlama et
- 1 kâse cacık

Hadi gelelim merakla beklediğiniz sayfalara. Diyette en zorlandığınız nedir diye anket yapsam, aşağıdaki dörtlüyü sayacağınıza eminim.

1. Kabızlık
2. Spor yapmak istememek
3. Su içmemek
4. Ödem

Sevgili kaptan pilot Pınar Hanımcığımın da en büyük sorunu ödemdi tanıştığımızda. Zaten diyet yaparken ödem sorunu ile karşılaşmamış kimseye rastlamamışsınızdır, değil mi?

Bazı durumda vücut su tutabilir, bunlar fizyolojiktir. Ama bazı durumlarda da psikolojik olarak ödemin arkasına sığındığımız doğrudur.

Kadınlardaki menstrual döngü (âdet döngüsü), yumurtlama dönemleri, kullandığımız antibiyotikler ya da antidepresanlar ya da kadın doğum ilaçları gibi bazı ilaçlar, az su içmek, az hareket etmek, fazla alkol almak, alerji ve otobüs, tren, uçak gibi seyahatlerden hemen sonrasında vücudumuz ödem tutar. Aslında ödem hücre içi ve hücre dışı olarak ikiye ayrılır. Eğer ciddi bir kronik rahatsızlığımız yoksa (siroz, gut, pankreas gibi) ödemin aynı gün içinde ya da birkaç gün içinde vücudu terk etmesi beklenir.

Canım İsmail Hocam, Cerrahpaşa'da ne öğrendiysem ondan öğrendim.

Hayat enerjisi, yatan hastalardaki engin bilgisi ve sevimliliği ile bize hep yardımcı olmaya çalıştı. Ama ben klinik hayranı bir diyetisyen olarak ağzından çıkan her lafı not defterime kayıt edip durdum. Bize sorduğu sorulara bilerek ya da bilmeyerek sürekli cevap verdim. Amaç doğruyu öğrenmekse yanlış yapmaktan neden kaçınayım? İyi ki de öyle oldu. İki yıl boyunca Cerrahpaşa'dan tüm hastalıklara dair bilgilerimi ve vakalarımı dolu dolu öğrenip ayrılmış oldum. Kendisini bu vesile ile de anayım, ellerinden öpeyim, iyi ki varsınız diyeyim.

Hep böyle hocalarım gibi paylaşımcı olmaya, öğretmeye eğitmeye gönül verdim ben de. Önemli olan neydi? Ben ya da babam ya da annem hatta çocuklarımdan biri bir hastaneye yattığında onlara nasıl hizmet verilmesini, nasıl dolu dolu bilgilerle bakılmasını istersem benim de aynı şekilde öğrenmem ve durmadan çalışmamdı önemli olan. Bu durumların bana kattığı artılardan uzun süreli beslenme bölümümüzde bahsedeceğim.

Şimdi ödem konusuna devam...

İsmail abimin meşhur lafı ile bağlıyorum konuyu.

"Vücuttan suyu yine su atar."

Aklınızdan "Zaten su fazla var, daha çok içersem daha fazla tutulmaz mı?" sorusunun geçtiğinin farkındayım. Ancak beslenme kitaplarında da belirtildiği üzere, yeterli suyu bulamayan vücut yukarıdaki özel durumlar ya da bazı farklı nedenlerle özellikle el ve ayak bölgelerinde su tutar, siz ona su vermiyorsunuz çünkü. Siz su içtikçe de biriktirmesi gereken su ihtiyacının olmadığını, zaten kullanması gereken suyu karşıladığınızı görerek su tutulumunu azaltabilir. Yani baktınız -sizin tabiriniz ile- "şişiyorsunuz" o zaman hemen bol bol su içmeye başlayın.

Hepinizin "Su içelim de içine karabiber, fesleğen, yok salatalık ya da maydanoz atmayalım mı yani?" dediğini duyar gibiyim. Atmayın, yani içebilen normal içsin ama yok asla içemiyorum diyenler tabii ki karıştırın için, ama bilin ki o karıştırdıklarınız değil, su içmek fazla suyun atılmasına yardımcı oldu. Yani olay suda.

Şimdi de tekrar dönelim Pınar Hanım'a...

"Nilay Hanım, en büyük sorunum ödem, sürekli şişiyorum, ellerim ayaklarım hiç inmiyor, ben bu ödem sorunu yüzünden diyet falan yapamıyorum..."

Tanıdık geldi mi cümleler? Eminim, hepimizin söyledikleri ile aynı...

Önce biyokimya testlerini yaptırdık, bir doktor ile görüştük, sonra bunun diyetten ve fazla kilodan olduğunu anladık. Biyokimyadaki doktor burada hastalıktan oluşan bir ödem olmadığını belirtti. Zaten bütün kilo da ödemden olamazdı ya. Biz de döndük güzel bir liste hazırlamaya.

"Öncelikle," dedim "Her gün en az 30-45 dakika arası yürüyüş yapın lütfen. Günde en az 2 litre de su içeceğiz. Böylece biraz daha iyi hissedeceğiz ödem konusunda."

Sonra listeyi hazırlamadan önce bir-iki araştırma yaptım. Bazı makaleler de vişne suyu ve ananas suyu gözüme ilişti. Zaten en sevdiklerimden canım dostum Çağla burun estetiği olduğunda yanında kalmıştım. Odaya doktor hanım girip "Bugün 1 litre ananas suyu iç," demişti. Kulağımda vardı yani. Ama öyle duydum diye de hemen ananasa güvenemezdim ya. Okudum, araştırdım. Gerçekten ananas suyunun ödem için faydalı olabileceğini örnekler ile öğrenmiş oldum. Ama bizim diyetlerde ne kadar okursanız okuyun, öğrenmek ve tamam demek için mutlaka denemek gerekir. Çünkü bir vücutta cevap aldığınız bir besin başka bir vücuda cevap verecek değildir. Hatta bu nedenle beslenmenin ölçülmesi çok zordur. Bir besin size iyi gelir, ödem atar, zayıflatır, başka birine intölerans geliştirir ve hiçbir işe yaramaz, ancak kişilerle durumu görüşür bilgilendirir ve deneyerek daha iyi öğrenirsiniz. Tabii önünüze geleni değil, makalelerdeki bilgileri.

Arkadaşlar ne kadar önemli, değil mi? Bakın onun sayesinde bir bilgiyi öğrenip araştırmış oldum. Zaten en zor zamanlarınızda bir dost, bir sırdaş yirmi yıla yakın yanınızdaysa çok şanslısınız demektir, teşekkür ederim Çağla...

Sonra ben de pek çok danışanım ve Pınar Hanım'a dedim ki "Ananas suyu içiyoruz. Kendiniz taze sıkıyorsunuz, 2 gün günde 1 bardak deniyoruz. Sonra vişne suyu, yine kendiniz taze sıkıyorsunuz, 2 günde 1 de bunu deniyoruz. Menüye biraz daha çorba ve meyve katıyoruz." Normalde meyvenin kendisi yenmeli. Suyu sıkılmamalı tabii. Ama bazı durumlarda 1-2 gün suyunun denenmesinde de sorun olmayacaktır.

İki gün sonra "Biraz daha iyiyim," diye bir mesaj aldım, bence ananas suyu işe yaramıştı. Sonra da güzel bir ödem tarifi geliştirdim ve bunun da faydalarını pek çok danışanımda gördüm. Ben de ödem listelerine eklemeye karar verdim.

Herkesin en çok bildiği maydanoz kaynatıp içelim, karanfil çiğneyelim gibi şeyleri de ödemde çok duyarsınız ama en etkilisi ananas ve vişne suyudur. İsterseniz kaynatın tabii, maydanozun içerisindeki mineraller ödem atmak için yardımcı olabilir ancak demin bahsettiğim gibi her besin aynı etkiyi göstermeyebiliyor hepimizde.

Aslında ödemin neden oluştuğunu da sorgulamak gerekir? Uçaktan indik, birkaç güne geçecek zaten, merak etmeyin. Beslenmemizi toparladık, tamam. Aynı durum menstrual dönem için de geçerlidir. Ama bazı durumlarda -alerji ya da hastalıklar gibi- oluşan ödem daha farklıdır. Bu durumda doktorunuza başvurup ödem atmak için ondan doğru bilgiler alabilirsiniz. Ama ilaç ya da farklı bir destek almadan beslenme ile de toparlanmayı deneyebilirsiniz.

Ödemle başı en çok dertte olanlar, pilotlar, şoförler ve doktorlar ya da sağlık kurumlarında nöbet tutanlardır. Vardiyalı çalışan gece çalışanlarını da bu sınıfa koyabiliriz. Bu meslek gruplarında gece gündüz karışır, kişi sürekli ayakta ve sürekli bir iş yapıyor olur ve yeterli uyuyamadığımız ya da su içemediğimiz için ödem oluşumu fazladır. Ama Pınar Hanım gibi hostes ya da pilot danışanlarım ya da yol yapan şoförler ayrı tabii, onların şansı yok, şişecekler yani! Hemen sonrası ödem atmak için bir şeyler yapalım, yeter.

Pınar Hanım'la denediğim ananas suyunu, doktor danışanlarımla da uzun uzun denedik hep... Dokuz saat operasyonda kalmış, hiç kıpırdamamış, bir şey yiyip içmemiş, takdiri teşekkürü öyle böyle hak etmeyen o kadar çok doktor var ki... Bütün hepsini bu vesile ile selamlayıp öpeyim ayrıca... Mesela benim canım dostlarım, Aysun ve Fatih'i... Bu ödem konusu bitsin, ayrıca anlatayım Aysun'un hikâyesini size.

Pınar Hanım kilo verdikçe ve benim ödem atıcı tarifimi uyguladıkça daha çok tutunur oldu listelere. Hedef koyduğumuzda 2 ayda 10 kilo demiştik. Ben demiştim ki "Zaten bunun bir kısmı şişlik ve gidecek, önemli olan %80 olarak yağdan vermek."

"Ya Nilay Hanım," demişti, "Ben neler denedim, son umudum sizsiniz, yoksa bu işi bırakıyorum zaten."

Durun, uzun zamanlı beslenme kısmında bunları da işleyeyim...

Son umut bizim için yeterli oldu ve mis gibi kilo verdik. İlk listede ödem attık tabii ki, sonraki listelerde ver elini yağlar. Terk edin Pınarcığımın bedenini! Kendisi bile inanamadı. Dedi ki "Ben bizim meslekte gece gündüz derken inanmıyordum beslenme düzeni oluşturacağıma ama seninle başardık. Çünkü önce ödemimi attık, sonra gitmeyeceğine inandığım yağlarımın beni terk edeceğine sen benden çok inandın." (Bunu her danışanımdan duyuyorum ve en sevdiğim kısmı: "Bana benden çok inandığınızı görünce daha çok aşkla yapmaya başladım diyetimi." dedim ki önce "Nilay Hanım'ı mahcup etme." İyi taktik, değil mi? Şaka şaka, benim işim bu; inanmak, inanmak ve başarmak, sizin de başarmanıza yardımcı olmak.) "Sonuç, artık çok daha az şişen, şişse bile hemen beni terk eden o şiş parmaklardan incecik parmaklara geçen, beslenmeyi öğrenmiş ve artık idare edebilen bir ben..." dedi Pınar Hanım.

O bakışlardaki ışığı size bir de gösterebilsem... Anlatımlarımdan anlıyorsunuzdur umarım...

İşte böyle başladı benim ödem çayımın hikâyesi...

"Ananas suyu ve vişne suyu vücutta en iyi ödem atıcılardandır."

Soğuk Yeşil Çay

- 1 bardak demlenmiş yeşil çay (poşet de olur)
- 1 su bardağı buz
- 1/2 limon
- 1-2 dilim ananas
- 1 çubuk tarçın

Yapılışı

1 litre kadar ılık suya demlenmiş yeşil çayı döküyoruz. İçine yarım limonu ister sıkarak ister keserek atıyoruz. Üzerine 2 dilim ananası bırakıyoruz ve buzları ilave edip kendi soğuk yeşil çayımız ile ödemlere güle güle diyoruz.

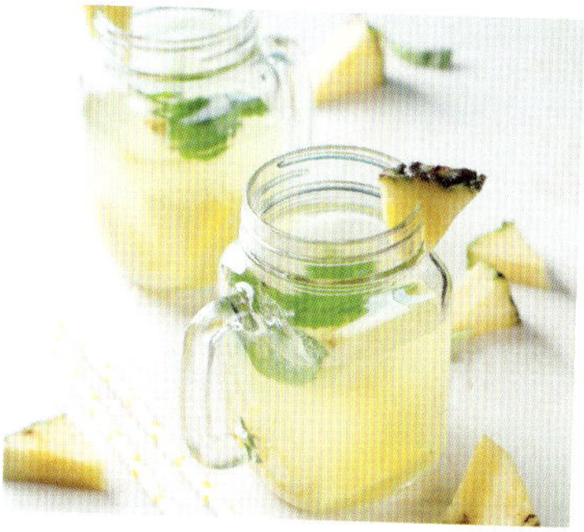

Her gün 1 litre içebilirsiniz. Ancak kronik hastalığı olanlar, tansiyon hastaları ve kalp hastaları hatta böbrek hastaları da doktorlarına danışmalıdırlar. Hamileler tüketmemeli. Gebelik ödemi diye bir gerçek var bu dünyada biliyorum, ben de yaşadım 27 kilo kadarcık, hepsi ödemdi ödem! Onu da ayrıca anlatayım ama şimdi konuma dönüyorum.

Bu ödem çayına arada 1-2 karabiber atabiliriz, bazen 1 soda ekleyebiliriz bazen de yeşil çayı sade demlemek yerine ödem için yardımcı olan kiraz sapı ile de demleyerek değişik tüketebiliriz.

Bakın, üç formül var artık elimizde.

1. Nilay Keçeci Ödem Çayı
2. Ananas suyu
3. Vişne suyu

Deneyin bakalım en etkilisi ne olacak, ama unutmuyoruz asla, tabii ki bol su ve hareket gerekli ödem konusunda. Yoksa dünyaları karıştırıp içirsem nafile.

Bu arada hamileler için de nafile... Yani gebelik ödemi durup dururken gidecek bir şey değil, bol su ve hareket istiyor sadece. Bol bol su içmenizi tavsiye ederim. Doğumla birlikte gidiyor, son haftalar daha da fazla ödem tutan ayaklar 2-3 numara büyüyebiliyor hem bilgi hem deneyim diyelim. Ama bitki çayları gebelikle rahmi kasıp düşük tehlikesi oluşturacağından tavsiye edilmiyor, yeşil çay da dahil. Ananas suyu için tabii, ama ya gebelik şekeriniz varsa? Fazla kilo aldıysanız? O zaman da meyve suları hatta günde 2-3 porsiyondan fazla meyve yemek yine tavsiye edilmeyecek. Yani siz bol bol yürüyün hamiş kardeşlerim. Az kaldı, bitecek, o ayaklar eski haline dönecek...

Hadi size bir de ödem menüsü yapayım.

sabah

- 1 su bardağı ananas suyu ya da vişne suyu

kahvaltı

- 2 yumurtadan omlet ya da menemen
- Bol dereotu ve maydanoz ile

ara

- 1 fincan soğuk ödem çayı

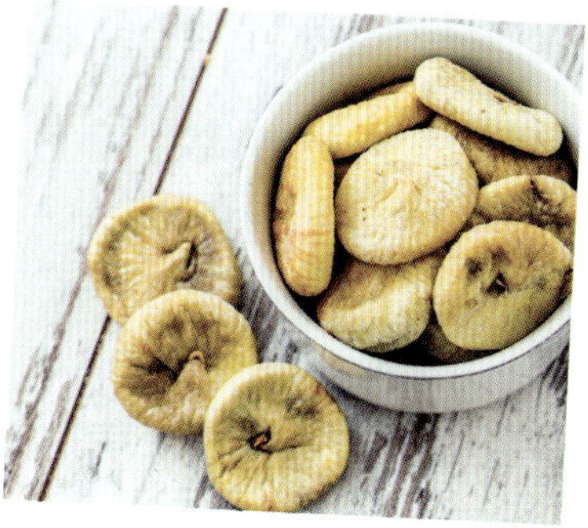

öğle

- 1 tabak dolusu zeytinyağlı sebze yemeği
- 1 kepçe çorba

ikindi

- 4 adet kuru kayısı + 1 kuru incir + 1 avuç kuru üzüm + 1 fincan soğuk ödem çayı

akşam

- 1 kâse cacık
- 1 kâse çorba

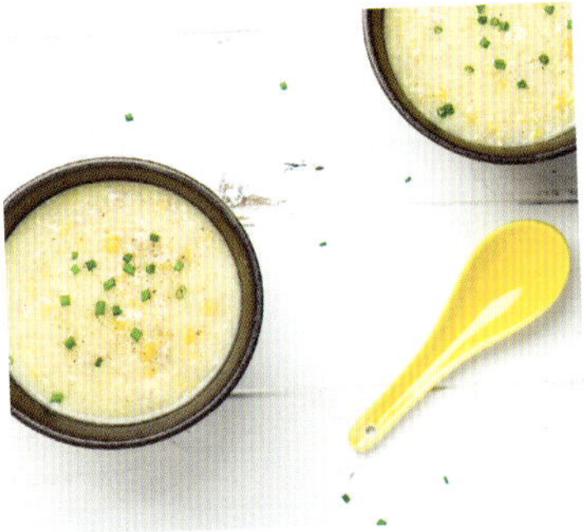

gece

- 1 fincan soğuk ödem çayı

Kitabımın bu kısmında, kırılmayan kilolar ile başı dertte olan, kilosu takılan ya da az kilo verdiğinde mutlu olacak olanlara uygun birkaç günlük diyet ya da detoks reçetesi paylaştım. Aynı şekilde sonrası için de verdikleri kiloyu vücutta tutabilecekleri birkaç liste var. Bunların çoğu özel durumlarda işe yarar ama gelelim iki büyük diyet problemine.

Ne zaman sizlerle konuşup bir anket yapsam en büyük sorunun tatillerde diyet yapmak olduğunu görüyorum. Bütün kış çalışıp yazın stres atmak en doğal hakkımız tabii. E ne oluyor o zaman, tüm kış yaptığımız diyet, koruma yazın boşa gitmiş oluyor.

Kimine göre yazın, kimine göre kışın daha kolaydır çünkü diyet yapmak. Yazın kolay olanlar, yemek yemeden sadece meyve, peynir ile beslenip, bol su içip, spor yaptığında hatta stressiz olduğunda kiloyu verir. Kışın kolay olanlar ise sosyal aktiviteler azaldığı, evde daha çok vakit geçirildiği ve yemekler daha çeşitli olduğu için kiloyu verdiğini söylüyor genelde. Benim fikrimi sorarsanız, yaza doğru daha kolay zayıflarsınız.

Şubat, mart ayları zayıflamaya en güzel başlangıç zamanlarıdır. Bir kere kışın battaniyeleri çekip televizyon karşına geçince ister istemez elimiz atıştırmalıklara gidiyor.

Eve erken geliyoruz, çok soğuk olduğu için çıkmak istemiyoruz dışarıya; ne oluyor, herkesin rotası aynı: hooop buzdolabı.

Bunlara dur demek için öncelikle kararlı ve inançlı olarak, mevsim farklarını gözetmeksin başlamanız lazım sağlıklı beslenmeye. Yaza doğru yani şubat-mart gibi başlayarak, yazın az az da olsa bozulmalar olsa da direnip ertesi gün dikkat etmeye devam ederek ve kışa sabitlenmiş ideal kilonuzla girerek çok rahat diyet yapabilirsiniz.

Şimdi konumuz yaz tatili ile bozulan diyetler, ona dönelim. Bu konuda tüm danışanlarım şikâyetçi olduğundan bir hikâye anlatmaya gerek yok. Sadece sevgili dostum Gülseren'in sözleri kulağımda hep: "Sen de yazın dikkat edemiyorsan biz ne yapalım?"

E ne yapacağız, toptan dikkat etmediğimiz zamanları toparlamaya çalışacağız.

Mesela ben yaz tatilinde, sabah mutlaka güzel kahvaltımı yaparım. Mümkünse öğle yemeğini 1 meyve ya da 1 yulaflı bisküvi ve kahve ile geçirir, arada mutlaka meyve yer, akşam yemeğinde ya zeytinyağlı ya da bol protein içeren balık alırım. Tabii arada bozulduğu, arada et yediğim, arada patates kızartmasına dayanamadığım olmuyor mu? Ohooo, onlar olmazsa siz nasıl mutlu olacaksınız ki?

İlk konu yasakları unutun. Kitabımın ikinci kısmında uzun süreli sağlıklı beslenme ve kilo kaybında ilk işleyeceğim konu bu: YASAK. Yok yahu yasak. Eğer siz kronik bir hastalığa sahip değilseniz, ne demek yasak? Yasak değil, DİKKAT olacak o kelimenin özü diyet listelerinde ya da sağlıklı beslenmelerde.

Yasak; diyetten bıkmak, yaptığı diyeti bırakınca tekrar aynı kiloya geri dönmek ve bozuk motivasyon üstüne bozuk metabolizma demek. Bunu dedim diye haydi yiyelim moduna girmiyoruz tabii, her şeyden az ve kararında yiyoruz.

Besinler bizim için ilaç gibi, unutmuyoruz, hepsinden ayrı vitamin, ayrı mineral alacağız ve bunlar ile sağlıklı yaşamaya devam edeceğiz. Ama biz onları kısıtlar, yasaklar ya da görmezden gelirsek belki de hastalığımıza şifa olacak bir vitamini vücuttan uzaklaştırmış oluruz.

Mesela bir parantez açayım; ekmek... Ah, neler söyleniyor ekmeğe, tabii ben de bilmem kaç milyon katkılı ekmeği gidin alın, sadece ekmek yiyin, oh yiyin demiyorum ama, birçok cilt hastalığına B1 vitaminin iyi geldiğini de doktora derslerinde okuyorum. Cilt ve sinir sistemi için en iyi vitaminlerden biri B vitaminleri... E, ekmek yeme, yulaf yeme, buğday yeme nereden alacaksınız güzel güzel bu vitamini?

Ya bir cilt hastalığımız oluşacaksa ya da oluşmuş ve bu vitamin eksikliğinden ilerliyorsa, işte ekmek yiyin, tabii ki yiyin ama ben yıllardır sadece sabah kahvaltısında 1 ya da 2 dilim keser yerim, siz de benim gibi yapın mesela. Gün içinde ekmek yerine tüketilen makarna, pilav ya da benzeri şeyleri de azaltın oldu bu iş.

Dönelim yaz diyetlerine... Diyelim ki gittiniz tatile, yediniz, içtiniz, geldi çattı dönüş zamanı, beş yıldızlı otel menüleri, akşam içtiğiniz ve yediğiniz tüm güzel mevsim yemekleri kaldı geride, haydi eve. Başımızı nerelere vuracağız, değil mi? Ben beş günlük tatilde dört kilo alıp gelen danışanlar biliyorum. Mesela Özge, canım Özge, o bir kız kardeş zaten, ruhu güzel, süper teyze, beraber tatile çıkınca kızıyor tabii bana ama ne yapalım... Çünkü o bir PCOS'lu ve çok zor kilo veriyor, hatta hemen alıyor, hatta ve hatta vücudu sürekli su tutuyor. Onunla tatile çıkınca gerçekten üç günde dört kilo nasıl alınır görüyorum ama tabii dikkat etmeyip yiyoruz, o da ayrı. Aynı durumda olan bir sürü danışan ya da okurun sesini duyuyorum şu anda. "Biz de öyleyiz, ne yapmalıyız?"

Hemen yaz tatilinden dönüş için tüyolar ve diyet listesi geliyor:

Her sabah kalktığınızda mutlaka esneme ve gevşeme hareketleri ile güne başlayın.

Üzerine bir bardak içine soğuk salatalık ve limon dilimlenmiş su için.

Kendinizi şımartacak güzel bir kahvaltı yapın ancak her gün hamur işi ve kızartma yemeyin. Bir gün yerseniz diğer gün daha hafif olmasına özen gösterin.

Gün içinde en az 30 dakika yüzün ya da yürüyün.

Öğle yemeğinizi salata ya da yulaflı kâseler ile geçiştirin.

Ara öğün olarak meyve tüketmeye özen gösterin.

Tatilde çay ve kahve tüketimini soğuk olarak tercih etmeye çalışın.

Akşam yemeklerini daha çok protein ağırlıklı yapın ki sonrasında uzayan bir gece var ise atıştırmalıklar kilomuzu etkilemesin.

Yaz tatilinde çok kaçıranlar ve 1 haftada 3-4 kilo alanlar, aldığınızın geri verilmesi için işte size en ideal liste. Bu listeyi uyguladıktan sonra eski beslenme düzeninize dönerseniz kilolar geri gelir, en azından üç kilo aldıysanız biri geri döner. O yüzden mutlaka bir müddet beslenmenize dikkat edip düzenleyin.

sabah

- 2 yumurta + 1 çay bardağı süt karıştırıp omlet ya da sahanda yumurta yapın.

ara

- 2 adet ceviz içi

öğle

- 1 kâse karışık salata (1 yemek kaşığı zeytinyağı + az nar ekşisi + 1 su bardağı Meksika fasulyesi + nohut + börülce gibi daha önceden haşlanmış baklagilleri karıştırın.)

ikindi

- 2 orta boy meyve

akşam

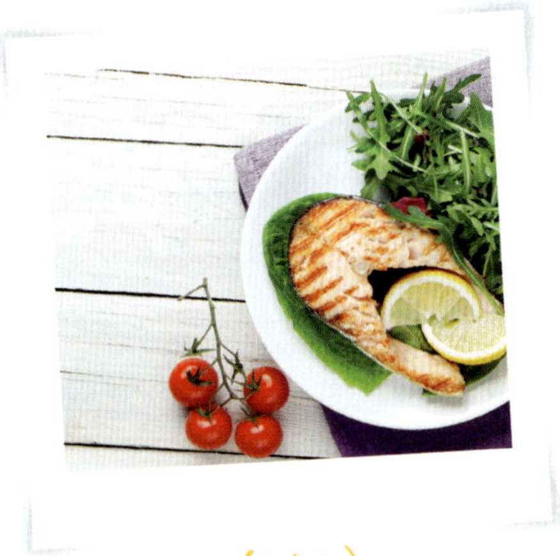

- 200 g ızgara balık ya da 200 g tavuk (3 avuç gibi) ya da 100 g kırmızı et (2 avuç gibi)
- Az yağlı mevsim salatası ya da 6-7 yemek kaşığı zeytinyağlı taze pişmiş sebze yemekleri
- Az yağlı mevsim salatası (Bolca yapılabilir, tahılsız ve cevizsiz ama az zeytinyağı ve tüm mevsim sebzeleri ile.)

Bu listeyi 3-4 gün süresince uygulayıp üzerine bir hafta kadar düzenli beslenirsek tamamdır bu iş. Yazın ne aldıysanız ben de sizden geri aldım gitti. Hadi yine iyisiniz.

Birkaç kısa süreli diyet daha var aklımda, sıra onlarda...

Kronik yorgunlukla nasıl baş edeceğiz?

Alkol aldıktan sonra nasıl besleneceğiz?

Âdet döngülerinde neler yapabiliriz?

Bunlar son üç listem ve sonrasında uzun süreli sağlıklı beslenme kısmımıza geçelim. Uzun süreli sağlıklı beslenme bölümümüzde de reçetelerden ziyade minik atıştırmalık tariflerime yer vereceğim, çünkü uzun süreli beslenmede diyetinizi en çok bozan şey tatlı ya da tuzlu isteği. Hatta bu tatlı atıştırmalıklarının çıkışlarında da bir sürü hikâye gelecektir aklıma çünkü yıllardır sizlerle ben de öğreniyorum, büyüyorum. İyi ki de öyle oluyor tabii.

Yaz tatili bitti, döndünüz, listelerinizi yaptınız, aldığınız kiloları verdiniz. E, eylül-ekim gibi geliyor sonbahar, havalar erken kararmaya başlıyor. Soğuklar yaklaşıyor ve bizim de başlıyor sonbahar depresyonumuz değil mi? Kronik yorgunluk dediğimiz olay bu aslında. Bazı besinlerin bu yorgunlukla baş ederken bize yardımcı olacağını biliyor musunuz?

Bu konuda çok dertli bir danışanım vardı: Sevgili Yeliz Hanımcım. Yeliz Hanım bana geldiğinde tek yakındığı konu buydu. "Nilay Hanım," dedi, "Nefret ediyorum şu sonbahar döngülerinden, neden böyle oluyor?" Dedim, "Nedir sizi sıkan kısmı, anlatın bana?"

"Kolumu kaldıracak halim yok, yataktan çıkmak istemiyorum, sürekli uyumak istiyorum, aklımda hep yemek var, açıp açıp buzdolabından bir şeyler aşırıyorum, sonra mutsuz olup ağlıyorum. Bunun adı nedir bilmiyorum ama, her kışa böyle başlıyorum."

Şimdi bunları okurken "Aha işte ben!" dediğinizi biliyorum. Çünkü evde oturan ya da çalışan hiç fark etmez, kronik yorgunluk sonbaharda gelip herkesi buluyor. Tabii bazı besinler de bu yorgunluktan ve depresif havadan uzaklaşmamıza yardımcı oluyor. Çünkü bunlar mutluluk hormonu olarak adlandırdığımız serotonin hormonunun salgılanmasına ve kendimizi mutlu hissetmemize yardımcı oluyorlar.

En başta ananas ve muz geliyor. Sonra badem ve somon balığı, her güne mutlaka eklenmesi gereken keten tohumu ve yoğurt. En son da sebzelerden brokoli ve enginar.

Yeliz Hanım'la bu besinlerden oluşan listeleri hazırladığımda hem kilo verdik hem de onun yavaş yavaş tüm bu sıkıntılarından kurtulmasını beraber izledik. Sonunda o bana teşekkür etti, ben ona. Çünkü pek çok danışanımın bu konuda bilgilenmesi gerektiğini ben de anlamış oldum.

Kronik yorgunlukla baş ederken besinlerin yanında mutlaka ama mutlaka spor da yapılmalı. "Sıkıntı sivrisinek gibidir, biraz hareket onları dağıtmaya yardımcıdır" diye bir söz okumuştum. Aynen o. Hem beslenme hem spor, her gün en az bir saat yürüyüş ya da sadece evde yapılacak egzersizler bile bu yorgunluğun dağılarak rahat rahat ve zayıf şekilde kışa geçilmesine yardımcı olur. Hep diyorum, her sabah esneme ve gevşeme en huzur verici şey...

Şimdi bu besinlerle kronik yorgunluk için hazırladığım mis gibi listede sıra. Biraz spor biraz diyet ile ne yorgunluk kalacak ne stres. Güvenin bana.

İşte, başlangıç için 3 günlük bir kronik yorgunluk listesi...

kahvaltı

- 1 dilim tam tahıllı buğday ekmeği
- 1 dilim dil peyniri
- 2 dilim ananas
- Domates-salatalık taze mevsim yeşillikleri

ara

- 1 orta boy muz

öğle

- 1 büyük kâse enginar salatası (2 adet enginarı haşlayarak mevsim yeşilliklerine katın ve 6-7 adet kırılmış badem ve bir yemek kaşığı zeytinyağı ile renklendirin.)

ikindi

- 2 yemek kaşığı yoğurt içerisine 1 tatlı kaşığı keten tohumu karıştırarak yiyin.

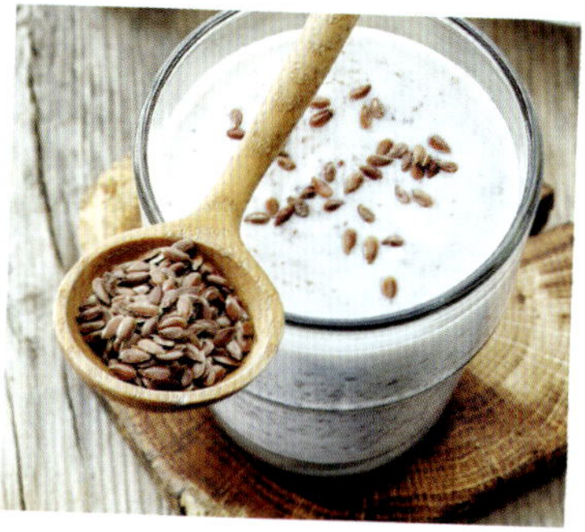

akşam

- 300g somon ızgarada ya da fırında yapılabilir.

Yanında az zeytinyağlı çiğ brokoli salatası ya da haşlaması içerisine 1 avuç yer fıstığı atalım, istersek nar ekşisi ile süsleyebiliriz.

Bu listeye her gün 1 saat yürüyüş ekleyelim.

Bol bol su içelim, en az 2 litre.

Yeşil çay ve yasemin çayını karıştırarak her gün 1 fincan içtiğimizde o da hem yorgunluğun hem de yağların yakılmasına yardımcı olacaktır.

Yasemin çayı demişken, çok bilindik bir özel üniversitede okuyan, oldukça kilolu, daha gencecik bir danışanım vardı: Alper. 3 ayda 20 kilo vermiştik çünkü kilosu 150'nin üstündeydi. Bir yıl içinde kendisi ile 90 kiloya kadar indik, spor yaptık, onu bambaşka biri haline getirdik. Asansörde görenler tanıyamıyordu. Yine onunla diyet yazıp sohbet ettiğimiz bir gün dedim ki "Arada yasemin çayı iç, yağ yakımını hızlandırır."

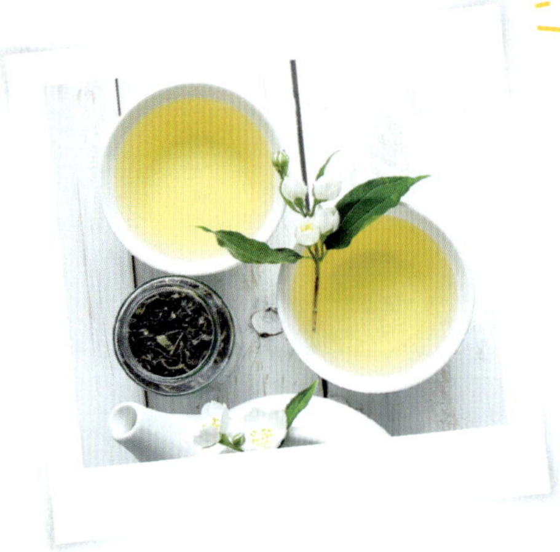

Bir gün odama klinikten bir koku geliyor ama ne güzel koku, dedim "Bu yasemin kokusu ama nasıl geliyor buraya kadar?"

"Sıradaki danışanı alabiliriz," dedim asistanlarıma, geldi Alper, onunla birlikte de yasemin kokusu. Dedim "Alper, bu ne? Ne yaptın sen?"

"Yasemin içtim, ama çok içtim herhalde." Bunu derken dili sapsarıydı ve odam yasemine boğulmuştu, "Sen konuyu biraz yanlış anlamışsın," diyerek kahkahalara boğulduk. Ne eğlenceli bir seanstı. Öperim onu, zayıfladıktan sonra değişen özgüveni ve kendisinin disiplinine de bir tebrik alırım sizden.

Siz siz olun, Alper gibi yapmayın, bitki çayları günde en çok üç fincan içilir, fazlası kalp çarpıntısı yapabilir. Zaten kronik durumlarda doktorunuza danışın. Alper yırtmış olabilir ama herkes o kadar şanslı değil.

Şimdi kitabın merakla beklenen diğer kısmında sıra: alkol sonrası beslenme.

Diyelim ki harika bir liste yaptınız, güzel güzel zayıfladınız. Sonra yaz geldi, yaz geceleri başladınız en sevdiklerinizden birkaç yudum almaya, hatta bazılarımız için şişeler açılmaya başladı. E, ne olacak şimdi? O kadar kilo verdik, hepsini geri alırsak diyete güven kalır mı hiç? Kalmaz. İşte, benim en sevdiklerimden biri canım Mehmet Adnan Beyciğim geldi bir gün. Kapıdan girdi. Dedi ki "Benim sorunum bu organlarla. Kan değerlerim çok yüksek. Kolesterollerim fazla, kan şekerim yüksek, karaciğer yağlanması var, ürik asit diye bir değer var onu hemen indirmelisin diyor doktorum ne yapacağız?" Dedim, "Hoş geldiniz."

En sevdiğim vakalar... Elimde değil, yıllarca klinik üzerine çalışıp, okuyup uzmanlık alınca böyle vakaları iple çekiyor, hadi zayıflatalım da iç organlar kurtulsun diyorsunuz. Ben de inceledim kan değerlerini, maalesef bir sürü de ilaç kullanmak zorundaydı tabii ki Adnan Bey. Ben dedim, "Bu değerleri en çok üç ayda düzeltirim, altı ay sonra da bazı ilaçlardan sizi kurtarırım ama, dediklerimi yapmanız lazım."

"Ben," dedi "Ne dersen yaparım, sebze de yerim et de sorun çıkarmam ama benden tek keyfim olan, stres atmama yardımcı rakımı alma." Aha ne yapacağız şimdi dedim, karaciğer yağlı, böbrekler fena, ürik asit yüksek hâlâ rakı istiyor benden, hem de en kalorililerinden birini! Aklıma bir doktor arkadaşım geldi, sevgili Serkan, aynı hastanede çalışırken hastanenin kafesinde kahveye uğrardık boş zamanlarda. Derdi ki

"Nilay ben ne yapayım, eve gidip bir duble viskimi koyuyorum, sakinleşiyorum, hayat kurtarıyorsun, bazen şansın iyi gider bazen kötü, bazen iyi şeyler yaşarsın bazen kötü, aklımı dağıtmam lazım, bana yazarsan diyet böyle yaz, yapacağım deyip stresle mutsuz diyet yapmaktansa sonra da kiloyu geri almaktansa; böyle zayıflatsan beni olmaz mı?"

"Bu konuştuklarımız çoğu kişide böyle, onu da diyeyim sana," dedi. Haklıydı çok. O anda dedim ki onun için viski, benim için tiramisu belki! E, ama öyle. Ben ister miydim aylarca en sevdiğim yiyeceklerden uzak ve yasak bir yaşam sürmeyi, nerede bunun kalitesi? Hem de o kadar çalışıp o kadar yorulurken.

Ben de herkesin kendi yaşam şekline göre listeler yazmanın ne kadar önemli olduğuna, arkadaşlarımdan duyduklarım sayesinde karar verdim. Zaten böyle öğrenmiştik ama işte yaşamak daha farklı oluyor bu tarz olaylarda. Hep derim, bize öğretilen teorik ayrı, pratik ayrı, yaşayınca anlıyorsunuz.

Neyse dönüyorum Adnan Bey'e, aklıma geldi Serkan, dedim ki içki vermezsek hem Adnan Bey'i hem iç organların temizlenmesini kaçıracağız. Anlaştık. Mis gibi listeler yaptık. Her geldiğinde şaka ile karışık bana azıcık söverdi tabii, sevdiğinden canım! Ama canım eşi Mine Hanımcığım hep benim tarafımdaydı neyse ki... Gülüşerek, atışarak, eğlenerek yapardık hep seansları, onları o kadar seviyorum ki, yolcuğumda bana güzel yol gösterici hatta güven verici oldular. Hep olsunlar. Buradan onlara da selam olsun. Sonunda Adnan Bey'in kan değerlerindeki değişimlere doktoru bile inanamadı. Bazı ilaçlardan kurtuldu. Hem de bunları yaşam kalitesinden ödün vermeden, haftaya bir büyük rakı sıkıştırarak yaptı.

Gelelim alkolden sonra nasıl beslenebileceğimize... İki liste yapacağım burada; biri sadece az içilen eğlenilen günün arkasından yapılacak diyet listesi, diğeri ise çok fazla içildiğinde ertesi gün gitmesin diye yazacağım bir genel liste yani 1 gün ya da 2 gün yapsanız yetiyor size. Ama uzun süreli listeleriniz için alkol almaya devam edecekseniz, uzun süreli beslenme bölümüme devam etmenizi öneririm tabii.

Bu arada bazı dipnotlar vermek gerek; içiyoruz ama alkol, mide sularının salgılanma hızını yükseltip iştah açabilir. Yağlanma ile kilo oluşumuna neden olabilir. Beyindeki denetim-konuşma merkezini etkisiz kılabilir ve motor bozukluklar görülmesine sebep olabilir. Karaciğer de metabolize olup fazlası ile yorulduğundan siroz, hepatit ve karaciğer kanserine kadar götürebilir. Pankreas kanserinin birincil nedenleri arasında sayılabilir. Kan akışını hızlandırır ve kalp damar rahatsızlıklarına neden olabilir. B6-B12-Folik asit-B1 vitaminlerinin ince bağırsaktan emilimini engelleyebilir. Magnezyum ve potasyum eksikliğine neden olabilir. Megaloblastik anemi ve vitamin yetersizliğine bağlı hastalıkları ortaya çıkarabilir. Çoklu organ yetmezliği tabloları ve beyin sinir sistemi bozukluklarına kadar ilerleyen hastalıklara neden olabilir. Bunları yazmasak olmaz bir uzman olarak, ama tabii siz yeterince az ve size yarayacak kadarını içiyorsunuzdur diye düşünüyorum, değil mi?

Fazla içilmeyen günün ertesi günü;

kahvaltı

- 1 dilim beyaz peynir (30g)
- 1 dilim esmer ekmek (25g)
- Dereotu ve maydanoz üzerine 1 tatlı kaşığı zeytinyağı

öğle

YEŞİL SMOOTHIE

- 1 yeşil elma
- 1 tatlı kaşığı kadar keten tohumu
- 1 orta boy muz
- Az ıspanak
- Az maydanoz
- Az dereotu
- 2 salatalık
- 1/2 su bardağı kefir ya da süzme yoğurt eklenebilir ama su ile de yapılabilir tamamen size kalmış.

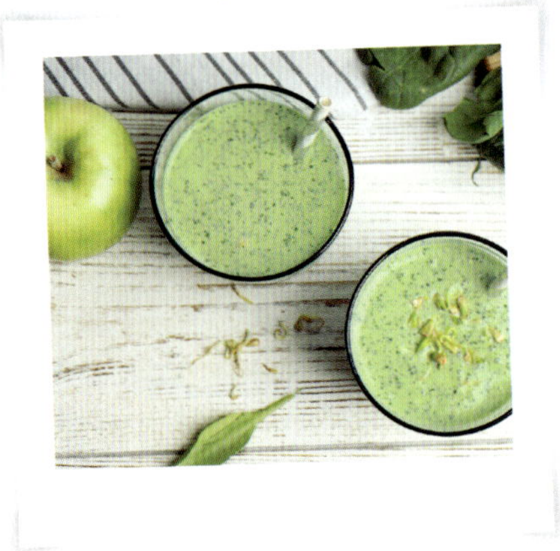

ikindi

- 2 adet ceviz + 5 adet badem

akşam

- Izgara balık ya da tavuk ya da hindi (200g gibi, yani 3 avuç kadar)
- Az yağlı mevsim salatası (1 yemek kaşığı zeytinyağlı)

Aynı gün en az 2 litre su ve 1 litre kadar ödem atıcı soğuk yeşil çay içelim. Kaçamak yapacaksak alkol etkisi azalması için C vitamini deposu olan meyvelerden tercih edelim. Alkol aldıktan sonra uzun oturuyorsanız yeşil biber ve kapya kırmızı biber yemenizi tavsiye ederim. Yapabilirseniz 30 dakika öğlen, 30 dakika akşam yürüyüşleri de oldukça etkili olacaktır.

Fazla içilmiş olan günün ertesi;

kahvaltı

YEŞİL İÇECEK

- 1 yeşil elma
- 1 tatlı kaşığı keten tohumu
- Az ıspanak
- Az maydanoz
- Az dereotu
- Az zencefil
- 2 salatalık
- 1/2 limon

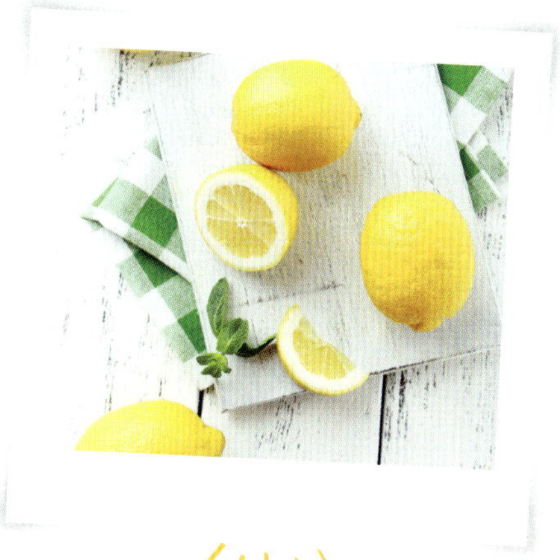

öğle

- 6 yemek kaşığı zeytinyağlı sebze yemeği ya da sade Akdeniz mevsim yeşilliklerinden yapılmış bir salata (zeytinyağlı)

ikindi

- 2 adet ceviz + 5 adet badem + 1 orta boy elma

akşam

- 6 yemek kaşığı zeytinyağlı sebze yemeği
- 1 kâse çorba (2 kepçe)

gece

- 1 kivi ya da 1 elma ya da 1 ayva üzerine az limon sıkın ve kahve dökün.

Fazla alkol aldığımızda ertesi gün daha fazla yemek yemek isteyebiliriz. Hatta tatlı ve hamur işi isteği artabilir ve iştahımız kapanmıyor gibi gelebilir. Bu durumda ayva ya da elmayı limonlu ve kahveli yemek işe yarayabilir. Soğuk yeşil çay ödemi atarken iştah kapatabilir. Beyin denetim merkezlerinde yemek ile ilgili sorgulamalar yaptığından bol su ve yeterli uyku ya da sporla artan seratonin hormonu yemek istemenin önüne geçecektir. Yani siz siz olun bu listeyi yapıp atın evden dışarı kendinizi.

Alkol sonrası beslenmede C vitamini yüksek besinler oldukça önemlidir. Çilek, ananas, kivi, portakal, yeşil biber, kırmızı kapya biber, maydanoz gibi besinlerin bolca tüketilmesi faydalıdır. Alkolden sonra danışanlarımdan en sık duyduğum şey tatlı ihtiyaçlarının fazla olduğu ve buzdolabını açarak sürekli tatlı bir şeyler atıştırmak istedikleri. Şimdi bu durumu toparlayabilmek için mis gibi bir atıştırma tarifi vereceğim. Hurmayı isterseniz normal şekilde, isterseniz toplar halinde dondurma ile alkol sonrası tükettiğinizde tatlı isteğinize oldukça iyi gelir.

Tarif

- 5 adet hurma
- 5 adet badem
- 1 çay kaşığı kadar kakao
- Hindiztancevizi tozu ya da antep fıstığı

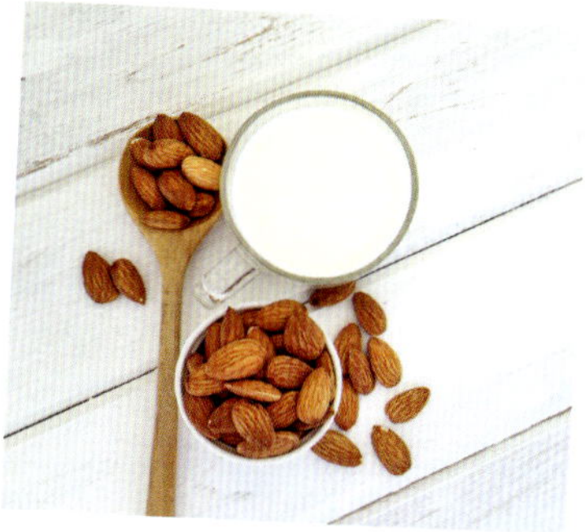

Tüm malzemeleri bir araya getirelim. Hurmaları çekirdeklerinden ayıralım. Blender ile çekilerek elimizle top haline getirelim. İstersek üzerini hindistancevizi ile süsleyebiliriz. İstersek buzdolabında bekletebilir, istersek 2 top dondurma yanına koyarak servis edebiliriz. Dondurmanın mümkünse sade olması da bizim için önemlidir. Sadece iki dakikada hazırlanabileceğimiz ve tüm topları istediğimiz gibi tüketebileceğimiz tatlı atıştırmalıklarımı diğer bölümde daha fazla tarif ile bulabilirsiniz.

İşte son detoksumuz, tamamen kitabıma özel olan hem tok tutan hem kolayca yapılan soğan çorbası.

Soğan çorbası hem rahim hem de akciğerler için temizleyeci etkisi olduğu kadar, tok tutucu etkisiyle kısa süreli zayıflamada da rahatlıkla kullanılır.

Sadece 2 gün kendi tarifi ve menüsü ile yapıldığında hızlı zayıflamanıza yardımcı olacaktır.

Beyaz Soğan Çorbası

- 6 orta boy soğan
- 2-3 adet fesleğen yaprağı
- 2 çiçek karnabahar (1 avuç)
- 1 yemek kaşığı kadar sıvı yağ
- 1 yemek kaşığı kadar tereyağı
- 3 diş sarımsak
- 1 su bardağı kadar süt
- 1 su bardağı kadar et suyu
- 1 su bardağı kadar tavuk suyu
- 1 su bardağı kadar su
- 1 çay kaşığı kadar muskat rendesi
- Tuz
- Karabiber
- Pul biber

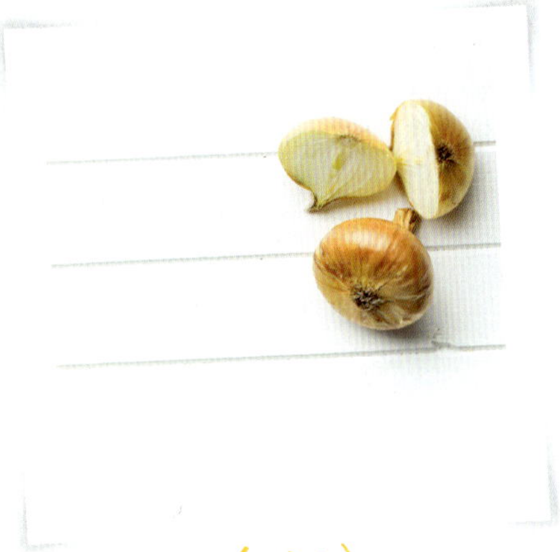

Yapılışı

Doğradığınız soğanları yağlar ile karamelize oluncaya kadar 15 dakika kadar soteleyin. Ezilen sarımsak, fesleğen, tavuk suyu, et suyu, sütü ve suyu ilave edin, blenderda çektiğiniz karnabaharı ekleyin, tuz, muskat karabiber ve pul biber ile tatlandırıp 15 dakika kaynatın.

Soğan Detoksu • 1. gün

sabah

- 2 yemek kaşığı kadar lor peyniri + 1 haşlanmış yumurta + ¼ avokado + yeşillikler

öğle

- 1 büyük kâse soğan çorbası

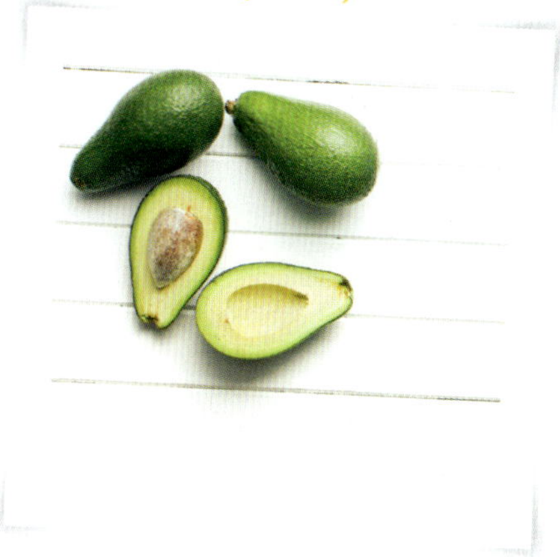

ara

- 10 badem

akşam

- 1 büyük kâse soğan çorbası

Soğan Detoksu • 2. gün

sabah

- 1 yumurta + 1 dilim beyaz peynir + 2 adet ceviz içi + yeşillikler

öğle

- 6 yemek kaşığı kadar etli sebze yemeği

ara

- 1 orta boy meyve

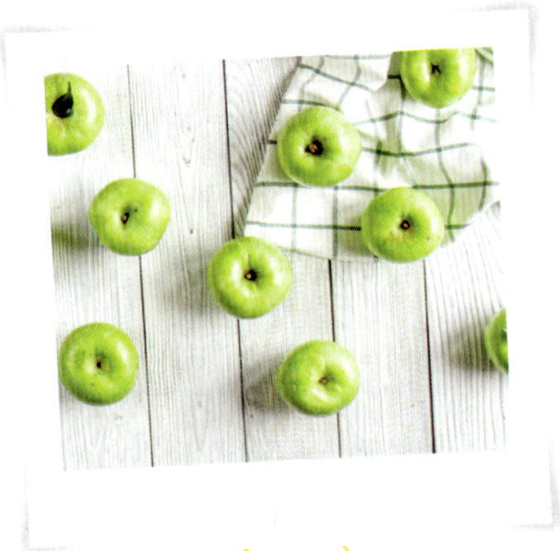

akşam

- 6 yemek kaşığı kadar zeytinyağlı sebze yemeği

Bu detoksu 2 gün uygulayarak yorulmadan ve sadece yürüyüşlere devam ederek hem kilolarınızı kırabilir hem de temizlenmesini istediğiniz iç organlara, özellikle rahme yardımcı olabilirsiniz. Bu detoksu soğan şekerli ama diye yapmak istemeyenler olabilir onlara buradan bir Nilay Keçeci selamı bırakıyorum.

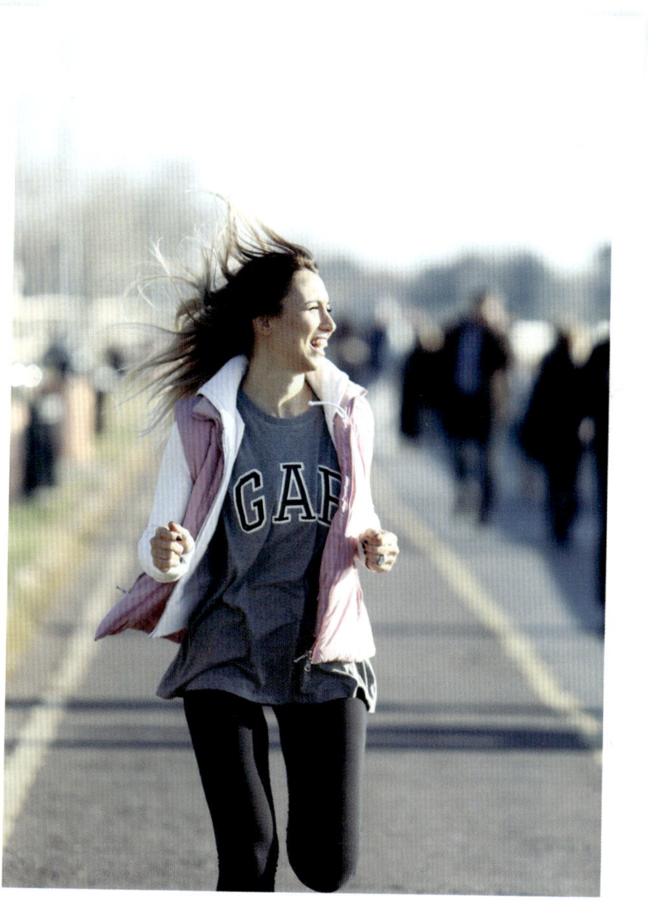

Bol su ve her gün en az 40 dakika yürüyüş. Deneyin. Seveceksiniz!

Arada akşam yemeklerinizi de sebze ya da baklagiller grubundan yapabilirsiniz. Arada ara öğünlere yoğurt ya da süt ekleyebilirsiniz. Arada öğle yemeğini çorba ve salata ile geçiştirebilirsiniz.

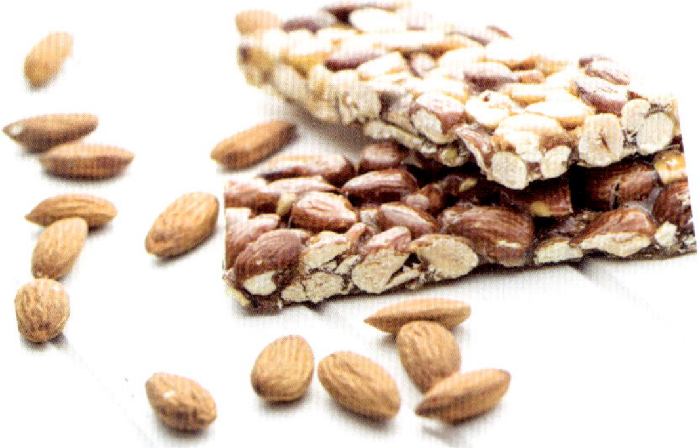

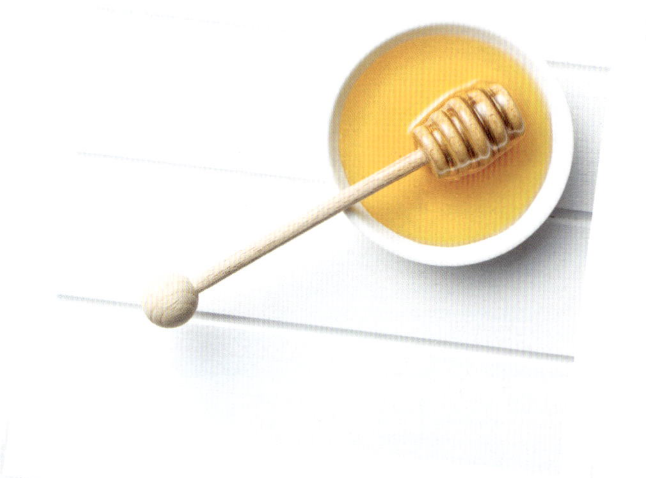

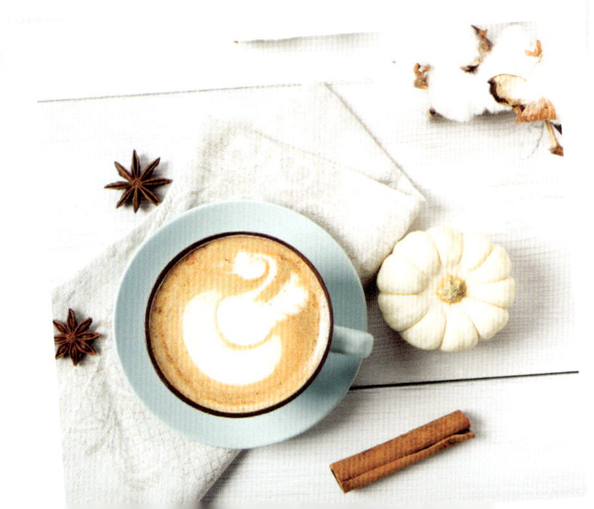

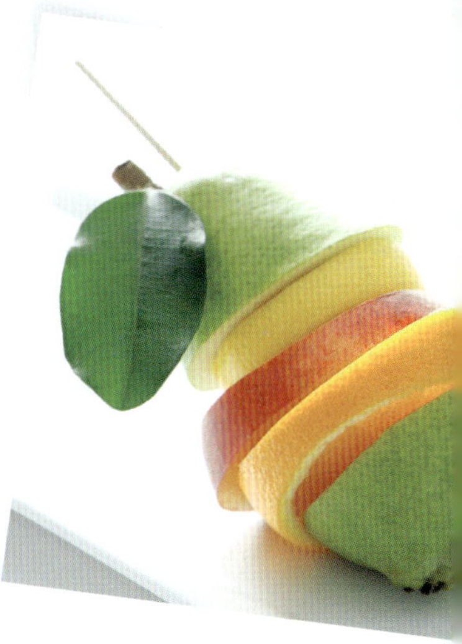

Zayıflamaya Niyet
SÜRDÜRÜLEBİLİR DİYET

Sağlıklı beslenmeyi sürdürülebilir hale getirmek ve yaşam kalitenizi arttırmak için yavaş yavaş fakat kalıcı ve keyifli zayıflamak istiyorsanız, aklınızdaki tüm soruların cevabı bu bölümde sizinle buluşacak.

"1 kg yağ 4 paket margarin demektir. Yani 1 kg nedir diye düşünürken, aslında 4 paket margarin atmış oluyorsunuz. Toplam kaç kilo verdiğinizi ve kaç paket margarin attığınızı bir düşünün bakalım."

Kalan hayatınızın en zayıf günleri için daha uzun sürede ama sağlam ve destekli kilo vermeye ve uzun süre o kiloda kalıp korumaya hazırsanız bu bölüm sizin için geliyor.

Sağlıklı beslenmek, vücudun ihtiyacı olan makro ve mikro besin öğelerinin tamamını vücuda verirken yeterli ve dengeli olabilmek anlamına gelir. Özellikle hiçbir kronik hastalık bulunmayan vücutlarda az ve sık porsiyonlar ile ara öğünlü beslenerek hem dengeli kilo verebilir hem de uzun yıllar istediğimiz kiloyu koruyabiliriz. Kilo vermenin mantığında sağlıklı beslenmek yatar. Herhangi bir sebeple besinleri yeterli ve dengeli alamazsak bu zayıflama birkaç yıl sonra bize herhangi bir organımızın hastalanması ile geri dönüş yapabilir. Unutmayalım, biz beş yıl sonra da biziz on yıl sonra da. Yanlış ve besin çeşitliliği olmadan yapılan diyetler o anda olmasa da birkaç yıl sonra mutlaka metabolizmada sorun çıkarır. O an iyi kilo vermenin sevinci ile bu durumu görmezden gelebiliriz ancak ciddi hastalıklarla uğraşmaya başlayınca hem maddi hem de manevi olarak zor durumda kalacağız demektir. Besin dengesi ve besin çeşitliliği uzun süreli sağlıklı beslenmede oldukça önemlidir. Bu bölümde de ben yine beslenme üzerine bilgiler paylaşırken danışanlarımdan güzel hikâyeler ile bunların aklınızda kalıcı olmasını sağlamaya çalışacağım.

Nedir besin çeşitliliği? Kısa sürede kilo vererek ve motive olarak başladığınız bu beslenme yolculuğuna uzun süre sağlıklı devam etmek için her besin grubunun alınması gerekir. Etrafta duyduğunuz proteinden zengin diyet, yağdan fakir diyet, yok karbonhidratı hiç olmayan diyet gibi şeyler vücut için en zararlılarıdır. Önce kısa sürede iyi kilo vererek, daha sonra uzun süreli beslenmeye başlayarak hem sağlıklı hem de motive bir kilo kaybı yaşayabilirsiniz. Özellikle kilo koruma kısmında mutlaka her besin grubuna ihtiyacınız olacaktır, çünkü eksik beslenen vücutların herhangi bir organında mutlaka sorun çıkmaya başlayacaktır. E ama günümüz diyetleri çok sıkıcı ve hep aynı şey, kilo veremiyorum ve versem de hemen geri alıyorum diyorsanız sizi canım Satiam ile tanıştırayım. Kendisi benim Anadolu Sağlık Merkezi'ndeki başhekimimdi. Bir gün geldi "Nilay, kilo vermek istiyorum," dedi. "Tamam," dedim. "Ama hızlı olsun, değişim gördükçe daha motive olur, daha sıkı tutunurum," dedi. "Haklısınız," dedim ben de. Hepimiz için öyledir, değişim görmek en mutlu edici kavramdır.

"Bunun için önce bildiğiniz beslenme saçmalıklarını düzenleyelim," dedim.

Başladım sıralamaya;

1. Kibrit kutusu tarihe karıştı, bunu yazan yerden koşarak uzaklaşın devir "dilim" ya da "avuç içi" devri.
2. Beslenmede yasak yoktur. Eğer kronik bir hastalığınız yok ise yasaklı beslenerek hem eksik hem yanlış beslenirsiniz, bu durum da sizi bir zaman sonra diyetten bıkmaya ve sıkılmaya iter ki bu hiç istediğimiz bir şey değil.

3. Yemeklerin içinden lütfen havuç, pirinç, o, bu, yok muz yeme, yok kavun sakın ha, gibi duyduklarınızı unutun. Eğer kronik bir hastalığınız yok ise neden o besinleri eksik alasınız. Miktarında alırsınız olur biter. Az ve porsiyonlu yiyin bana yeter. Yoksa ne olacak ölene kadar pirinçsiz pırasa ya da dolma mı arayacaksınız? E, sonra bunları yedikçe kilo geri gelmeyecek mi? Neden çektiniz bunca eziyeti, ne gerek vardı geri alacaksınız? Unutmayın.
4. Günde en az 8 bardak su içmek oldukça önemli. Zaman yok diye spor yapmayanları anlıyorum ki bir zaman sonra spor da mutlaka gerekli yoksa sıkı değil sarkık ve çirkin zayıflarız. Kilomuz takılır. Kırılmaz. İstediğimiz dinçlikte olmayız. Ama su olmazsa asla. Yani yanan yağlar için su şart size.

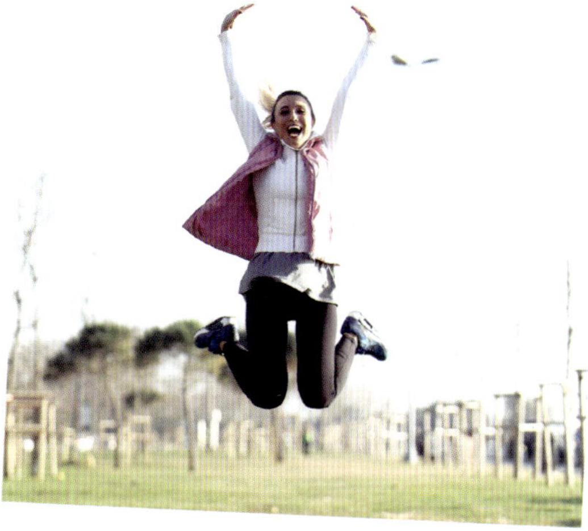

5. Biraz kilo verelim pilatese gidelim. Esneyelim, gevşeyelim, besinleri sevelim, kendimizi sevelim, önce kendimiz için kilo verelim. Sonra değişimimizi gördükçe her şey daha güzel olacak.

6. Kaçamak olmadan diyet olmaz. Sıkılırız. Diyet ve sağlıklı beslenme uzun süreliyse az ama miktarlı yapın kaçamaklarınızı. Sosyal hayatınızdan ödün vererek, ben brokoli sevmem ama bana ne yiyeceksin diyerek de diyet olmaz. Kaçırın ama sonra toparlayın. Kaçırıp bırakır, kaçırmaya devam ederseniz de işimiz var. Ama siz ne yapın, kaçırınca bana yazın, hemen ben nasıl toparlayacağınızı size anlatırım. Böylece ben diyetimden siz sosyal hayatınızdan olmamış olursunuz.

7. Diyet zorla yapılmaz ama takılıp durduğu yerde de bırakılmaz. Önce kendinize sonra yol arkadaşınıza inanın. Gerisi gelecektir. Hiç yürümeye devam ettiği halde yerinde sayan birini gördünüz mü? En sevdiğim sözlerdendir.

8. Bir de şu light ürünler var. Tadını seviyorsanız tüketin. Ama diyette light yiyip sonra normale dönerseniz ne anladım ben o işten? Geri geldi kilolar. Siz ne yapın biliyor musunuz, en iyisi normal yiyin. Yiyin ama az yiyin, porsiyonlu yiyin.

9. Diyet çok kaçtı ya da regl ve seyahat gibi durumlardan etkilendiyse dönün kısa süreli listelerimden yapın, bana yazın, ben size en uygununu seçeyim.

10. Her gün tartılmak en büyük yanlıştır. Haftada 1 tartılıp 2 haftada ya da 3 haftada 1 analiz aldırmak en doğrusu. Vücutta sadece yağ yok ki; ödem, su ve kas miktarları oynadıkça sanarız ki kilo aldık. Al işte, gitti motivasyon. Ama tartılmazsak bir zaman sonra daha doğru

gelen sonuç, motivasyonu kırmaz ve kaldığımız yerden kilo vermeye devam etmemize yardımcı olur. Her gün tartılmak yanlıştır.

Ve başladık diyete. 2 ayda 8 kiloya yakın verdik. Bir gün annemleri görmüş kapıda. Annemi ve babamı. Yani bugünlere gelmemi borçlu olduğum insanları. "Sizin," demiş "Kızınız tanıdığım en iyi kalplerden. Dürüst. Çok çalışkan. Âşık işine. Nasıl bir çocuk yetiştirdiniz ellerinizden öpmek gerek." Ağladım tabii duyunca. Kendisini çok severim bir kez de buradan söyleyeyim. Tabii kendisine ağladığım bir nokta daha vardı. Kaçamak dedim ya hani yapın ama porsiyonlu yapın dedim. Geldi bir gün dedi ki "Kaçamak yaptım." Bir tartıldık iki kilo fazla çıkıyor! "Satia," diyorum "İmkânsız, ne yaptın?" Dedi ki "Sabah oturdum kahvaltıya, öğlenle birlikte 12 simit yedim."

"Neeee?" dedim, "On iki mi? İkidir o?"

"Yok yok," dedi. On iki kahkaha patladı aramızda tabii, çok yanlış anlamışız bu kaçamak işini. Sonra topladık tabii ama ne toplama... Hayatımda on iki simit olayını ilk kez o zaman duydum. Bir daha unutamam. Siz lütfen kaçamak olayını doğru anlayın, olur mu?

Doğru beslenme yeterli ve dengeli beslenme ile olur. Her vücut için 3 ana 3 ara öğün gerekmez. Çünkü diyetler kişiye özel yazılmalıdır; kişinin hastalıklarına, yaşantısına, aldığı ilaçlara, kan ve vücut analiz tablosuna göre... Bunların tamamı eldeyse bir de diyetisyen olunca başarı kaçınılmaz olur. Eğer kişiler kuşlukta hiç ara öğün almamışsa, bunun için özel bir hastalığı ya da doktor raporu yoksa, hesaplamalarda da çıkmıyorsa yemesin tabii ki. Ama bölgesel zayıflama için ara öğün almak önemli, özellikle ikindide. Çünkü ikindi, akşam yemeğine saldırmayı ve sonrasında yağlanmayı önleyen önemli bir ara. Ben mutlaka veririm, o arayı. Ara öğün alternatifleri ister tatlı olsun ister tuzlu ister proteinli olsun ister karbonhidratlı kişiye göre hazırlanmalıdır. Dengeli beslenmenin içinde bu da vardır. Yeni bazı makaleler ara öğünü öcü gibi gösteriyor. Bunların o şekilli diyetlerden farkı yok. Bir zaman sonra verilen kilolar geri alınıyor ve haydi başa sarılıyor. Hoş geldin YO-YO...

YO-YO etkisini biliyorsunuz, sürekli kilo almak ve vermek. Bu etki metabolizma hızınızı etkileyeceğinden bir zaman sonra çok zor zayıflar hale geliyoruz. Yapılması gereken doğru beslenme. Kişi ömrü hayatında hiç ara öğün almamıştır, tamam, ama kişiye özel beslenmede ara öğün kullanılmalıdır.

Bazı makaleler göbek bölgesinde yağlanmanın ara öğün alınmadığı için arttığına yöneliktir. Tabii tıp gelişiyor, her değişimi takip etmek gerek, ama gel gelelim bu durum temel taşları yerinden oynatmamalı.

Uzun süreli dengeli beslenerek kilo vermek istiyorsak bazı başlıklar çok önemlidir. Aklınızda bölgesel zayıflama yer almış olabilir mesela. Kısa sürede kilo verince ancak günü ya da günleri kurtarıyoruz. Benim yıllarımı kurtarmam gerek diyenler varsa tabii ki zayıflarken bacak ya da kol ya da göbek gitmesi için düzgün beslenmek gerek belirteyim. Bölgesel yağlanma genelde elma ya da armut tipi olmak üzere şekillendirilir. Ancak bazı bünyeler farklı vücut tiplerinde de olabilir. Neden yüzüm çöküyor da bacaklarım gitmiyor diyenler? Gidecektir. Düzgün beslenme önce yağın en fazla olduğu yerlerden yağı almaya başlar. Yavaş yavaş sporla ve dengeli beslenme ile vücut şekillenir ve düzenlenir. Bölgesel zayıflama olması için ara öğün almak kadar spor yapmak ve su içmek de önemlidir. Eğer yanlış beslenir ve besin gruplarını eksik alırsak yağ yerine kas ya da su kaybı yüzümüzün çökmesine neden olabilir. Bu durum da yüzden kilo veren ama bölgesel yağlanması duran bireyler olmamıza neden olur.

En iyi bölgesel zayıflama örneği yine canım Nazlım'dı mesela. Bacakları o kadar inceldi ki görenler inanamadı. Nazlı'nın kendisinin de inanamadığı o bacaklar için biz düzenli listeler yaptık. Ara öğünler aldık. Spora gittik ve düzene girdik. Ama esas denge oluşması için üç ay daha koruma yapmak, kontrol etmek gerekti. İdeal kilonuza inmezseniz vücut öyle ya da böyle yağlanmak ister ancak, dikkat ederseniz çok kilo almazsınız. Yine de diyet listeleri bittikten sonra kilo koruma yapmak gereklidir. Yani verilen kilo sabitlenmelidir. Bu kısım işin en kolay kısmı ama önce kiloyu ideale indirmeli sonra sabitlemeliyiz.

Bu kısımda bölüm bölüm ilerlemek belki kafamızdaki tüm sorulara cevap vermek demek olabilir. Diyete başladığımızda aklımıza en çok takılan sorulardan biri nasıl devam edeceğiniz ve rutini nasıl koruyacağınız kısmı aslında. Yukarıda bu konu ile ilgili birtakım yöntemler paylaşsam da şimdi başlık altında toparlayalım.

DİYET VE KİLO KORUMA

Diyet yapmaya başladığımız andan itibaren her yanımızda "Aman, bugün ye, boş ver" ya da "Sen zaten zayıfsın, manken mi olacaksın? Neden diyet yapıyorsun?", "Bak, senin için onca hazırlık yaptık, çok ayıp olacak yemezsen", "Ya zaten geri alacaksın, boş ver can boğazdan gelir" taraftarları etrafımıza üşüşecek ve diyetimizi bozabildiği kadar bozacaklar. Bu durumda benim danışanlarıma en büyük tavsiyem "Diyetteyim demeyin," demek oluyor. Midem çok kötü, sabah zaten bulanıyordu, az önce yedim, ne yapayım, doktorum bu ara daha az beslenmemi söyledi gibi kaçamak cevaplarla diyette olduğumuzu belirtmeden devam etmek. Eğer çok zorladılarsa bir-iki parça alır, akşam telafisini yapmaya çalışabiliriz. Bu da iyi çözümlerden birisi olacaktır. Siz kilo aldığınızda aman çok aldın, hasta olacaksın diyenler ile kilo vermeye başladığınızda yukarda gördüklerinizi sıralayanlar aynı kişiler. Diyetsavarlar... Uzak durun onlardan! Mümkünse diyet kelimesini yanlarında hiç konuşmayın. Türk halkı olarak misafir ağırlamak, yedirmek demek bizim için; kimse sağlığı ya da kendi yaşam kalitesi için zayıflıyor diye düşünülmez, küsülür yemeyene. O yüzden en iyi yol kaçamak cevap yoludur.

Diyete başladığınız andan itibaren kilonuzun ne kadar fazla olduğuna, bu işin uzun süreceğine ve asla zamanında zayıflayamayacağınıza kendinizi inandırırsanız, tam olarak inandığınızı yaşarsınız. Oysa bakın etrafınıza, ortalık zayıflayan ve fit kalan ama aynı zamanda da gayet güzel yemek yiyen insanlarla dolu. Bu işin başı inanmak ve yol arkadaşınıza güvenmek. Metro merdivenlerinin en alt basamağından yukarı baktığımda asla yüz elli basamak çıkamam gibi görünürdü. Ama tek tek çıkmaya başladığımda, arada durup dinlendiğimde baktım ki en tepede, artık son basamaktayım. Bundan sonraki hayatınız için hiç de geç değil. Bundan beş sene sonra da siz, siz olacaksınız. Önemli olan o basamakları çıkabileceğinize inancınız. Bırakın üç ay değil de dört ay olsun. Bundan sonra bir daha kilo problemi ile uğraşmamak gerçeği, o bir ayın uzunluğunu size unutturacaktır. Bu iş, cerrahi müdahale ile, ilaçla ya da başka başka yöntemlerle olsaydı şu an herkes 34 beden geziyor olurdu. Bu işin en önemli yolu inanmak, zamanlamak ve hedefe doğru yürümek. Vücudunuz için en doğru, en hazır zamanında zayıflamış olacaksınız. Arabaya bindikten sonra yolun yarısında gideceğiniz yoldan vazgeçerseniz o yolda sizi bekleyen güzellikleri ve belki de hayatınızın en özgüvenli, en sağlıklı yıllarını geride bırakmış olursunuz.

Yani diyet kısa sürede yaşam şekli haline dönüştürülemez ama bu başarılırsa artık rahatlıkla sağlıklı yaşamaya başlamış oluruz. Dünya Sağlık Örgütü aylık 4-6 kg arası (kişinin kilo durumuna göre) verilen kilonun ideal kilo aralıklarında olduğunu bildirmiştir. Ancak kişilerin morbidite sınırına ve kilosuna göre bu kilo biraz daha artabilir ya da takılan ve kendini korumaya alan vücutlarda hatta menopoz durumlarında bu kilo daha azalabilir. Yani kilo vermek kişiye göre değişir. Tıpkı beslenme listeleri gibi bu da kişiye özeldir. Bir arkadaşınız sizinle aynı anda diyete başladığında o bir ayda yedi kilo kaybederken siz dört kilo kaybedebilirsiniz. Bu size vücudun "Belki de senin için sağlıklı olan bu, daha sağlıklı olmak için bu işi yapıyorsan bil ki benim sınırım bu, bu şekilde ilerlersek daha kalıcı ve daha sağlıklı ve daha hızlı ilerleyeceğiz" deme şeklidir. Çoğu vücut hızlı başladığında mutlaka ilerde takılarak kendi süresini uzatır. Önemli olan kilo kaybıdır. Bu kaybın ne kadar olduğu değil. Sizin motivasyonunuzu düşürmemesi için mutlaka ve mutlaka kendinize bunu sağlık için yaptığınızı sürekli hatırlatın. Aksi halde yolun yarısına gelmeden tıkanır ve verdiğiniz kiloları da geri alabilirsiniz. İşte, diyetin en zor kısmı orada başlar.

YO-YO kilonun verilip sürekli geri alınması durumudur ki hem metabolizma hızınıza hem sizin motivasyonunuza en kötü etkiyi o yaratır diyebiliriz. İşi -uzun ya da kısa- bitirdikten sonra koruma yapmalı ve diyet işini kapatmalı, bundan sonrasını da sağlıklı beslenmeye devam ederek geçirmelisiniz. Danışanlarımda en sık gördüğüm şey bu, yanlış listeler ile zayıflayıp tekrar kiloyu geri alıyorlar. Eğer siz hayatınız boyunca yapabileceğiniz beslenme şekli ile zayıflamaz iseniz mutlaka kilonun bir kısmı geri gelecektir. Bu da motivasyon bozukluğu ile belki de kilonun tamamının alınmasına neden olacaktır. Mesela asla light ürün sevmeyen birini ele alalım. Light ürün ile zayıflar sonra normal ürünler ile hayatına devam ederse ne olur? Kilo geri gelir. Brokoli sevmeyen bir adama zorla brokoli yedirirseniz reddedecek, kilo vermek için eziyet çekecek, bir zaman sonra da başlarım bu işe diyerek diyeti koyverecektir. Yapmanız gereken size özel listeler ile yediğiniz ve yemediğiniz şeyleri bildirerek, zorlanmadan, zevkle, sanki hayat şeklinizmiş gibi diyet yapmak. Çünkü bu şekilde sürdürülebilir bir diyet oluşur. Zorlama, yasaklama ve sıkıntı ile ancak eziyet diyetleri yapar, bir zaman sonra da o kiloyu geri alırsınız. Kendinizi sıkıştırmayın ve size özel listeler ile zayıflamak isteyin. Herkese yazılan genel beslenme önerileri ile değil.

Şimdi kilonun korunması kısmını anlatacağım, işin en merak edilen kısmı sanırım. Sonra da şu yasaklı ve kısıtlı diyetlere geri döner, bunları yaparsak nasıl bir sonuçla karşılaşırız tekrar değinir bu bölümü kapatırız. Bir sonraki bölüm belki daha keyifli gelebilir. Bölgesel zayıflama ve bunun besinlerinden bahsedeceğiz. İkinci bölümün giriş kısmında da kısa kısa bahsettiğim gibi eğer kilo korunmasaydı herkes yüz elli kilo gezebilirdi şimdi. Kilo koruma, işin en keyifli kısmı... Ben genelde üç aşamada kilo koruma yaptırıyorum danışanlarıma ve bu da bayağı verimli oluyor. Birincil olarak ideal kilomuza inmek zorundayız. Çünkü vücut ancak idealde durmak ister. Hani uzun yıllar kaldığımız kiloları kırmak daha zor ya işte tam da bu sebepten. Hatta ben biraz daha opsiyon kilosu bırakarak ideali 1-2 kilo kadar altına düşüyorum ki, tatildi, doğum günüydü, stresti, mutluluktu derken mutlaka biraz kilo alınıyor, bu durumlarda kiloyu dengede tutup ideal kiloyu geçmeyeyim diye. Kilo korumanın birinci kısmı için sizlere diyorum ki, hafta sonu sizin, hafta içi benim olsun.

Diyelim ki ideal kiloya indiniz, ama kilo koruma yapmadığınız için azıcık yemek yediğinizde hemen kilonuz artıyor. O zaman birinci kısmı başarı ile tamamlayıp bu durumu tersine çevirebiliriz. Cumartesi ve pazar günleri diyetin en zor olduğu günler. Çünkü bizler yemek yemek ve gezmek için ancak bu günleri bulabiliyoruz. Yapmamız gereken kendimizi hafta sonu sıkmamak ama abartmadan serbest bırakmak, hafta içi ise sıkı değil, fakat dikkatli bir listeye uymak.

> "Diyet %80-70 spor %20-30 dur. Önce diyete başlayın, sonra sporla destekleyin."

Kilo korumak için size;

kahvaltı

- 1 yumurta (omlet ya da menemen ya da haşlama)
- 1 dilim beyaz peynir
- 5 adet zeytin
- Yeşillikler

öğle

- 1 tabak dolusu zeytinyağlı sebze yemeği
- 2 yemek kaşığı yoğurt

ara

- 2 meyve

akşam

- Izgara et ya da tavuk ya da balık gibi 1 porsiyon et
- Az yağlı karışık mevsim salatası

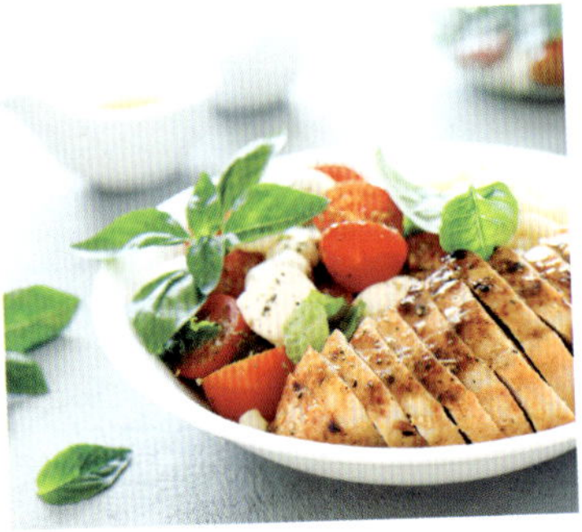

Bu, ideal bir menüdür. Bu menü ile hafta sonu az da olsa kaçırdığımızı hafta içi toparlayabiliriz. Bir ay kadar bu şekilde beslendiğimizde "hafta sonları bizim, hafta içi dikkat" şekildeki bir kilo koruma sağlık ile başlamış olur. Bu süreçte hafta içi bazı menülerin yerini değiştirebilir ya da fazla gelenleri yemeden yani listeyi azaltarak devam edebiliriz. Normalde beslenme listelerinde esas, yazılan reçeteyi asla ve asla azaltmamak ve arttırmamaktır. Çünkü yazılan reçete sizin kilonuza oranla, ideal kilo hesaplamanız yapılarak yazılır. Günde belirli bir gramdan protein karbonhidrat ve yağ verilir. Size özel ayarlanır. Azaltılması ya da arttırılması diyeti olumsuz etkiler. İleride ya kitlenmeye ya da kilo almaya neden olur. Ancak kilo korumada durum bu şekilde değildir. Ufak tefek değişiklikler ve düzenlemeler ile yine ideal kilomuzda kalabiliriz.

İkincil kilo koruma yani kilo korumanın ikinci ayında ise tamamen serbestiz. Ancak kilo hâlâ oturmadığından mutlaka dikkat etmek gerekir. Hafta içi ve hafta sonu olayını kaldırır, klasik koruma listenizde ufak değişiklikler yaparak, mesela et yerine baklagiller, sebze yerine yoğurtlu salatalar, kahvaltıda kimi zaman ekmek, ara öğünde kimi zaman tost ya da evde yapılmış fit tatlılar ile rahatlıkla verdiğimiz kilonun oturmasını sağlayabiliriz. Ancak bu ikinci ay üst üste çok kaçırılmış zamanlarda mutlaka ufak tefek hızlı yani detoks listeleri ile toparlama yapmak gerekmektedir.

Kilo korumanın üçüncü ayağı ise tamamen sabitleme üzerinedir. Artık listemiz üzerinden değişimlerdeki şeyleri uygulama vakti gelmiştir. Mesela ben meyve yazarım muz, siz istersiniz vişne; ne kadar yiyeceğimizi bildikten sonra tam değişim yapabiliriz. Ben yazarım ekmek, siz istersiniz makarna; kaşık miktarını geçmedikten sonra asla sıkıntı yoktur. Üçüncü ayakta olay, kilonun sabitlenip sabitlenmediğini değişimleri de yaparak anlayabilmektir. Değişimler ile hemen yükselen bir kilo hâlâ sabitlenmemiştir. Ama değişim yaptığımız halde eğer hâlâ idealde ya da ideale yakınsak kilo koruma işlemi başarı ile gidiyor demektir. Verilen kilo idealde korunduktan sonra, dikkatli yemek yedikten sonra ya da dediğim gibi kaçırıp toparladıktan sonra eğer özel durumlar (hastalık, stres, menopoz, ilaç kullanımı) yok ise yıllarca sabitte kalabilir. Bu durumlarda kişiler spor ile ideal kilosunu destekler ve yaşam şeklini değiştirirse hem kronik hastalıklardan uzak kalır hem de kaliteli bir şekilde yaşarlar.

"Diyet boyunca aynı tartı ile tartılmak gerekir. Farklı tartılar kas ve su dengenizi oynatır sonucu değiştirebilir."

Kilo koruma kısmı yapıldıktan sonra ancak çok fazla ve uzun yıllar kaçırılan kiloların toparlanması için tekrar diyetisyen ya da uzman kontrolünde olmak ve yeniden kilo vermeye başlamak, sonrasında bu koruma işlemini yeniden yapmak gerekir. Ben kilo koruma yapmayan birçok danışanımın geri döndüğünü gördüm ama asla çok yüksek kilolar alarak ya da eski kilosunun üzerine çıkarak değil. Çünkü ideal ve yasaksız listeler zaten kiloyu düzenli bir şekilde indirdiği için fazla kilo alımı söz konusu olmuyor. Ancak yeniden diyet yapmak metabolizma hızı nedeni ile biraz daha zor olabiliyor, bilginize...

Gelelim tartı stresi ve kilo veremiyorum diyerek tıkadığımız vücutlara...

TARTI STRESİ VE KIRILMAYAN KİLOLAR

Tartı stresi sizinle başlar sizinle biter. Yani demem o ki dünyanın en iyi diyetisyeni ya da zayıflama reçetesi bile tartı stresinin önünde duramaz. "O kadar yaptım, neden olmadı?", "Eğer yine olmazsa kendimi yiyeceğim", "Sürekli tartıda kaç çıkacağımı düşünüyorum", "Neden olmuyor, herkes ne kadar çok kilo veriyor, ne var bende?", "Ama ben her gün tartılıyorum kendimi tutamıyorum" tartı stresinin en önemli cümleleri... Eğer diyet yaparken bunları sürekli söylüyorsanız sizde de tartı stresi var demektir. Ve elbette kilo da bir yerde tıkanacaktır.

Tartı stresinden uzak durmanın birinci yolu evde tartı olmaması. Hemen kalkın evdeki tartıyı komşunuza armağan edin ya da eve tartı almayın. Hatta evdeki tartıyı atın. Asla ve asla her gün tartılmayın. Her gün tartılmak vücut dengesinde değişen su ve kas kütlesini farklı sonuçlarda göstereceğinden belki de yağ verdiniz ama kilo aldığınızı sanarak diyeti bırakabilir, motivasyonunuzu bozabilir ve kaçamak yaparak diyetinizi bozabilirsiniz. Bana gelen bazı danışanlarımı hatırlıyorum. Tartı gününden önceki gün uyuyamayanlar mı dersiniz, karın guruldaması yaşayanlar mı, yoksa ağlayanlar mı... Düşündükçe daha kötü olacağını, kendilerini bana bırakmaları gerektiğini, söylediklerimi yaparlarsa her şeyin zaten istediğimiz gibi olacağını anlatarak sürekli "Sakin olun," derim onlara. Sakin olmak bu hayattaki en büyük çare olsa gerek. Her olaya, her duyguya, her ana, hatta diyete bile... Sakin olun, gidecek! Ama siz böyle yaparsanız gitmez ki... Belki vücut bir şeyleri toparlıyor. Belki içerde bir şeyler yapılması gerekiyor. Belki vücut sizi bir hastalıktan koruyor bilemeyiz. Sakin olup bekleyeceğiz. Zaten en çok bir ya da üç hafta arasında takılan kilo açılır. Eğer bir kilo aylarca takılıyorsa diyetinizin bir yerinde yanlış yapıyorsunuz demektir. Kilonuzun farklı tarzda bir diyetle açılmasını sağlamaya başlamalı ve biraz da beklemelisiniz. Kırılmayan kiloların en büyük nedeni de tartı stresidir, o yüzden aynı başlık altındalar. Kilonuz takıldıysa vardır bir nedeni pes etmeyin. Bu hayatta isteyen ve asla pes etmeyen birinin sahip olamayacağı bir hayali yoktur, eminim. Hepimiz bunu bekliyoruz, o halde harekete geçmeliyiz. Kilo kırılmıyorsa yaparız bir hızlı diyet, mesela kabak detoksu! Ya da hemen spora başlarız ya da kendimizi toparlamak adına 1-2 gün diyete ara verir, asla tartılmaz ve bazı davranış değişiklikleri ile bu işi hallederiz. Zaten yaptığımız şey doğru olsaydı ne bu kiloda olurduk ne de kilomuz takılırdı değil mi? Bu cümle de çok hassas, sakın unutmayın.

İnanın. Güvenin. Sakin olun. Farklı tarzda diyetler deneyin. Spor yapın. Su için. Yediğiniz bazı besinleri değiştirin. Çok ara öğün yapıyorsanız aza düşürün. Çok protein alıyorsanız azıcık besin çeşitliliği sağlayın. Gerekirse bir-iki gün diyet yapmadan börek ve gözleme mi, canımız ne istiyorsa yiyin. Kaldığınız yerden devam etmek için asla tartılmayın. Bu hayatta takılan ve kırılmayan bir kilo yok. Sizinki mi olacak? Sadece doğru yönlendirme ve doğru şeyleri yapmak gerekli o kadar. Kaldığınız yerden başlamak çok önemlidir. Battı balık yan gider, zaten takıldı haydi yiyelim dedikçe eskiye döner; zararın neresinden dönersem kâr, elbet açılacak dedikçe yeni ve hayal ettiğiniz halinize ulaşırsınız.

Hep derim danışanlarıma "Ben size şu halinizin yarısındaki bedeninizi bir gösterebilsem mutlaka öyle olmak isteyeceksiniz." Kişiler kilosuna alıştıkça bulundukları kilo sanki ideallerinymiş gibi gelir. Oysa olmaları gereken kiloda onlara bunun resmini yapabilsek asla ve asla aşırı yemez, durmadan sağlıklı beslenme ve diyet yolunu seçerlerdi.

> "Cesaretinizin bittiği
> yerde esaret başlar.
> Her zaman inanmak
> başarmanın
> yarısıdır."

Tüm danışanlarıma söylerim, şimdi bunu okuyup "Evet, bana demişti" diyen can danışan seni de kocaman öperim.

Sırada bölgesel zayıflama var, uzun süreli kilo koruma için tüm yazdıklarımın, tüm söylediklerimin akılınızdaki tüm sorularınızın cevaplanması gerekir. Ancak bu şekilde yaşam şekli haline getirdiğimiz listeler ile sağlıklı ve bol keyifli yaşlar geçirebiliriz. Sanırım kitabın bu bölümü daha keyifle ve aklınıza takılanların cevaplandığı farklı bir bölüm olacak. Boşuna demedik "Bugün geride kalan hayatınızın ilk günü." Seçim sizin ya sağlıklı ve fit ya yaşlı ve hasta; nasıl hissetmek istiyorsunuz?

BÖLGESEL ZAYIFLAMA

Herhalde kitabın en beklenen kısmı burasıdır diye düşünüyorum. Şaka bir yana burada bir hikâye ile başlayacağım. Günlerden cumartesi ve ben yine durmaksızın çalışıyorum, bir de baktım ki kapımdan dünya güzeli bir kız girdi: sevgili Selin. Üst kısmı incecik -yani baktığınızda zaten zayıf dersiniz- ama basen kısmı bayağı bir geniş. Dedi ki "Nilay Hanım, sizi duydum ve basenlerim için geldim. Ne yapacağız da zayıflayacak bu basenlerim?" Dedim "Ara öğün yapacağız, yürüyüş yapacağız, bol su içeceğiz ve tabii ki arada Türk kahvesi ile destekleyeceğiz."

"Türk kahvesi neden?" dedi. Dedim, "Selülitler için."

"İyi gelmiyor diye biliyorduk," dedi ama aslında kimilerinde selülit oluşumunu engelleyen şeylerden biri de Türk kahvesi. Arada yeni bir bilgi verip başladık listeleri yapmaya. Bazen ben de kendime hayret ediyorum ama vallahi inceliyor bacaklar. Sadece iki ay içinde o bacakları üst bedenle aynı duruma getirdik. Ne yüzünden ne gövdesinden, direkt bacaktan verdi en fazla kiloyu. Tabii ki kilo verirken ister istemez kol, yüz, göbek de gidecek ama, en fazla bacaktan gitmesi için kodladık kendimizi. Vallahi bu durum Selin'i o kadar mutlu etti ki beraber çığlık attığımızı hatırlıyorum. Bu sadece basen ya da göbek değil, kol ya da yan yağları olanlar için de böyle.

Bölgesel zayıflamanın ana kuralı; ara öğün almaktır. E neden? Pankreas zaten insülin salgılamakla görevli bir organdır. İnsülin ise glikoz metabolizmasını etkileyen bir hormondur. Pankreasın beta hücrelerinden salınan bu insülinin bitmesi ya da azalması şeker hastalığı olarak tanımlanır. İşte göbek bölgesinde başlayan bu abdominal insülin direnci kilodan ya da ara öğün almadan fazla yemek yediğimiz için oluşan bir dirençtir ve bu durum bir zaman sonra tabii ki şeker hastalığına dönüşebilir. Bu nedenle ara öğün almalı, bunu kendimize ve vücudumuza göre yapmalıyız. Yani illa üç ana üç ara öğün değil, üç ana evet ama belki sadece bir ara öğün ile bile durumu kurtarabiliriz. Bunun için yaşam şeklimiz çok önemli. Burada bir püf nokta var. Ara öğün eşittir, özellikle ikindide yani 15.00 ya da 17.00 gibi alındığında -ki ben genelde ikisinde de yazıyorum- mutlaka incelme sağlıyorum. Çünkü bu saatlerde acıkırız şekerimiz düşer ve hipoglisemi oluşur sonra ya akşam yemeğine ya da ilk bulduğumuz besine saldırırız. Hele bir de hamur işi ya da çikolata ise bu besin bittik demektir. Bütün gün yemek yiyerek geçecek, yine de doyma hissi alınamayacak demektir bu. Toparlanmamız için ara öğün şart yani. Sadece bu saatlerde mi? Hayır. Çok geç yatıyorsa isteyen tabii ki gece ara öğünü almalı ama yemek ve yatak arası en az üç saat olmalı. İsteyen erken kahvaltı ediyor ve öğlene kadar hipoglisemiye giriyorsa kuşluk dediğimiz sabah ile öğle arasında ara öğün almalı ama mümkünse gece ve kuşlukta alınan ara öğün ya bir meyve ya da birkaç kuruyemiş olmalı. Oysa ikindide aldığımız ara öğünler genelde hacimce büyük, kalori olarak küçük karbonhidrat ve protein içeren ara öğünler olmalı. Mesela tost ya da küçük bir soğuk sandviç bunların esmer ekmeğe yapılmasında fayda var. Mesela bir dilim fit kek ya da bir kâse diyet muhallebi ya da iki orta boy meyve ve yoğurt ya da bir avuç kuruyemişe ek bir avuç kuru meyve ya da bir avuç leblebiye ek bir avuç kuru üzüm. Çoğaltabiliriz ara öğünleri. Genelde meyve yemek, özellikle dört adet hurma, şeker ihtiyacımızın önüne geçmeye yeterli olacaktır. Ara öğün mantığını oturtmak çok önemli, çünkü bir zaman sonra vücut o saatlerde bir şey yemeye alışacak, bu durumda bizim bölgesel zayıflamamıza yardımcı olacaktır. Ara öğün gece alınacaksa asla şekerli bir şey alınmaması gerekir. Özellikle bazı makaleler gece içilen kefir ya da süt ya da ayran grubunun hatta iki yemek kaşığı kadar yoğurt grubunun hem yağ yakımına hem de karaciğere faydası olduğunu söylemektedir. Ben de genelde meyve yerine yoğurt ya da süt grubu tercih ediyorum bu saatlerde. Yoğurt bizi çok tutmuyorsa içine tarçın ya da zerdeçal ya da pul biber gibi baharatlar ya da iki adet kuru kayısı, iki adet ceviz içi ya da bir avuç kuru dut gibi bizi daha tatlı hissettirecek ara öğünler katabiliriz. Genelde anne sütünün artmasını isteyenler için ben iki hurma ve yarım muz koyuyorum.

Birinci sırada ara öğün vardı. Geldik ikinci sıraya... Tabii ki su; günde en az 2-2,5 litre su içmemiz gerekiyor çünkü yağ yakımından kas yapımına vücudun yapım reaksiyonları da yıkım reaksiyonları da su ile sağlanıyor. Su içmiyorsanız zayıflamak bile çok uzun sürecektir. Önce su alışkanlığı edinmek gerekir. İçerisine limon, portakal, çilek gibi pek çok şey karıştırabiliriz. Ancak bu karıştırdıklarımız yağ yakımını hızlandırmaz baştan anlaşalım. Suyu o hale getirin, bu hale getirin, içine bunu koyun, şunu koyun gibi şeyler çok işe yaramayacaktır. Suyu istediğiniz gibi için yeter ki için. İçin ki reaksiyonları hızlandırsın, tabii sadece su içerek bölgesel zayıflamayı ya da yağ yakmayı beklemeyin. Özellikle sorulan; su ne zamanlarda içilsin? Bu sorunun cevabı basit, istediğiniz zaman. O gün dışarda işimiz çok ve lavabo aramak istemiyorsak eve gelince içeriz ya da evden çıkmadan ve eve gelince kısmını ikiye böleriz.

Yemek yerken mi içelim, önce mi içelim, sonra mı? Biz bunu canımız Filiz Hocamıza sormuştuk da kendisi "Ne zaman içerseniz için, yok öyle şeyler," demişti. Hatırladım. Ellerinden gözlerinden öperim onun. Yani su istediğiniz zaman içilir. İster yemekle ister yemekten sonra, ister sadece akşam, yeter ki su için. Su içme alışkanlığı edinin. Suyu sevin. Zira sizin de %70'iniz su, unutmayın. Hem cilde hem organlara hem size hem yağ yakımına hem de bölgesel yağlanmaya bu kadar etkili başka bir şey yok! Bir danışanım vardı, kendisi çok iyi bir bankanın CEO'suydu. Derdi ki "Yok Nilay, yapamıyorum. Ne istersen iste, su isteme benden." Dedim "İmkânsız, susuz ben hayatta zayıflatamam sizi."

"E, ne yapacağız?" dedi. Dedim asistanınız getirsin sürekli masanıza. Bir gün bir foto geldi, tam on bardak küçük 200 ml su bardağı şeklinde, ağızları kapanmış dizilmiş masaya. Gördükçe sırayla içip günlük limiti dolduruyormuş. Ne güldüm ama bu fikri de çok sevdim. Su içemeyen bütün danışanlarıma bu fikri sunuyorum artık. Demek ki yapılıyor ve içiliyor. Güzel fikir kabul edin. Hemen su içemeyenler bir kenara ayrılsın ve evin bir köşesine su hazırlasın. Sadece 6-8 bardak arası başlasanız ve içseniz o da olur. Bölgesel zayıflama için ikinci adımı başarı ile atlatmış oluruz.

Üçüncü adım tabii ki spor. Mutlaka yapılması lazım. Özellikle yürüyüş ya da koşu ya da bisiklet ya da tüm vücudu çalıştıran HİT egzersizler. Bunlar ile birlikte diyete ve suya dikkat edince nasıl inceliyor o bacaklar inanamayacaksınız. Tabii konu sadece bacak değil. İnanın kollar ya da sırttaki yağlar bile gidiyor. Onlar da orada kalmaktan memnun değil. Siz istediğiniz için yapışmış duruyorlar. Bir bırakın gitsinler. Salın onları. Onlar olmadan daha hafif, daha mutlu ve daha huzurlu olacağız, bakın kesin bilgi!

İşte bölgesel zayıflama için en net bilgiler. Bu arada basende selülit var ise su ve yürüyüş en etkili olanlardan tekrar edeyim. Ama yağ yakan birinin de selülitli gezdiğini görmedim. Yani yağ giderse onlar da gidecek, ince ama selülitli olanlar yeterince yağ vermemiş olabilirsiniz. Vazgeçmek yok hem su hem spor hem de diyetle yola devam edin. Selülite en iyi gelen besinler arasında; somon, badem ve ananas var. Ben olsam haftada iki akşam somon salata, ara öğünde 10 badem ve 2 dilim ananas, sabah kahvaltısında 1 yumurta ve 1 peynir artı yeşillikler, öğle yemeğinde de 7-8 kaşık zeytinyağlı sebze yemeği yerdim. Size harika bir selülit listesi çıkarmış oldum. En azından birkaç hafta uygulayın.

Selülit Giderici Beslenme Listesi

sabah

- 1 yumurta (omlet ya da menemen ya da haşlama)
- 1 dilim beyaz peynir
- Yeşillikler

öğle

- 7-8 yemek kaşığı
  zeytinyağlı sebze yemeği

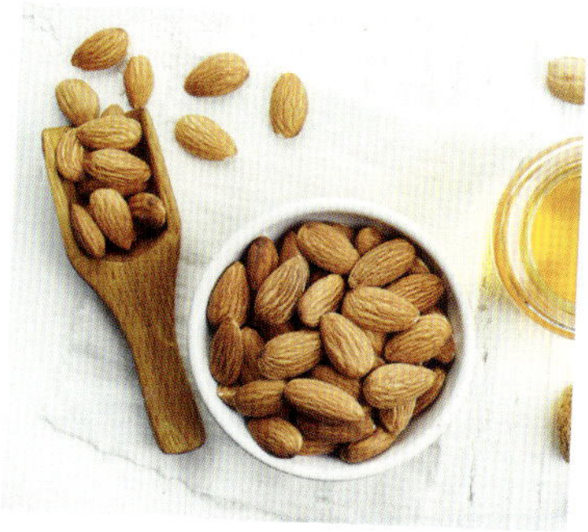

ara

- 2 dilim ananas + 10 adet badem

akşam

Haftada 2 defa;

- 200 g somon
- Az yağlı mevsim salatası

Kalan günler;

- Izgara tavuk ya da balık (beyaz et) 100 g
- Az yağlı mevsim salata

Şimdi bu selülit giderici beslenme listesini en az bir hafta uygulayalım. Bu reçeteyi yaparken hergün bir saate yakın yürüyüş yapmaya özen gösterelim. Yine reçeteyi uygularken en az 2-2,5 litre su içelim. Zeytinyağlı sebze yemekleri için 1 kilo sebzede 2 yemek kaşığı kadar zeytinyağı kullanalım.

TATLI İHTİYACI VE KAÇAMAK

Gene geldik mi en çok merak edilen bölümlerden birine. Diyetin vazgeçilmezi kaçamaklar...

Yahu kaçamak olmadan diyet olur mu? Tabii ki olmaz. Kim size kaçamak yapmayın, yemeyin, olmaz, diyorsa uzaklaşın oradan. Bu tabii demek değil ki diyet yaparken oturacağız ve liste dışındaki her şeyi yiyeceğiz. Ama ailemizle, doğum günümüzde ya da herhangi bir yıl dönümünde tabii ki diyeti ufak tefek katledeceğiz. Burada olay, toparlayabilmek. Nasıl düzeleceğini öğrenmek. Kitabın başından beri hep diyorum ya, battı balık yan gider değil, zararın neresinden dönersem kârdır felsefesi diyette başarıyı getiren şey.

Diyette yapılan kaçamaklar özellikle tatlı krizleri ve alkol üzerine oluyor. Bize de bunu öğretmek kalıyor. Mesela çok iyi giderken diyetinizi birden bozdunuz çünkü regliniz yaklaştı ya da çok sinirlendiniz ve çikolata yediniz ya da stres, sevinç, üzüntü değil de çok sevdiğiniz bir şeyi görüp dayanamadınız, ne yapacağız? Burada zaten olay şu, hiçbir zaman sürekli yasaklı ya da bundan yeme, ben onu sevmem, bana ne yiyeceksin şeklinde listeler yazılmamalı. Siz ne yiyeceğinize karar verin diyetisyeniniz de ne kadar yiyeceğinize. Bence tüm sorun buradan başlıyor. Kişiye özel olmayan, sevmediği şeyleri içeren listeler yazılıyor, sonra patlayınca da kızılıyor. E ama senin sevmediğin bir şeyi sana yedirseler ister misin? Ben istemem vallahi, benim yıllarım o koltukta karşımda da sizin oturabileceğinizi düşünüp empati yapmakla geçti. Yani demem o ki yasak ve zorlama bize diyeti mutlaka kırdırır. Bu nedenle kaçamak yaptıysak bunu paylaşmalı ve nasıl toparlayacağız onu öğrenmeliyiz. Mesela çok iyi gittiğimiz bir diyeti pasta ya da hamur işi ile patlattık diyelim, hemen dönüp sebze ağırlıklı beslenip üzerine spor yapmalıyız. Mesela alkol aldık hemen dönüp alkolü toparlamak için hem sebze hem yürüyüş hem daha da fazla su içmeliyiz. E diyelim ki üç gün alkol aldık. Alkol aldığımız gün kadar detoks ya da hızlı bir liste yaparak daha vücuda yerleşmeden def eder bir de üzerine kilo veririz. Tabii ki belirli standartlar olmak zorunda listelerde, ancak sürekli diyeti bozmak ve toplarım diye düşünmek bir zaman sonra sıkıcıda gelebilir. Bir de şu var, bunların yerine dikkatle diyet yapmak bozduğunuzda toparlayacağımızı ama bunu sürekli olarak yapmayacağımızı bilmek insanı daha motive eder diye düşünüyorum ben.

Bu tatlı ihtiyaçları da hep gece gelmiyor mu? Mutlaka televizyon ya da telefondayken bir şeyler atıştırmak istiyoruz. İşte o zamanlarda sağlıklı atıştırmalıklar yapmak için birkaç tarif bırakacağım şimdi. Sizler de en azından sağlıklı ve fit tarifler ile hem kilo almadan hem de diyeti bozmadan bir şeyler yapmış olacaksınız.

Kaçamakları telafi için isterseniz biraz daha besinselleştirelim durumu. Ben yıllardır "Kaçamak yaptım" diyenlere şimdi anlatacağım şekilde telafi yaptırdım. Ama bu durum tabii ki kişiden kişiye değişir ve özeldir. Bazılarınızda işe yarasa da bazılarınızda daha ağırı ya da daha hafifi telafi için olması gerekendir. En azından yol gösterip durumu toparlasın diye genel bir telafi listesi ile kaçamak toparlamayı bırakıyorum buraya. Hemen sonrasında da birkaç lezzetli ve fit tarif olacak ki bunlar uzun süreli diyetlerde diyetinizi bozmaktan sizi kurtarsın diye.

KAÇAMAKLAR

- 3-4 parça bitter çikolata: Kaçamak sayılmaz.
- Dondurma: Eğer sossuz ve açık değilse 1 top kaçamak sayılmaz. Fazlası için mutlaka 1 saate yakın yürüyüş yapın.
- Hamburger: Ertesi iki günü öğle ve akşam sebze yemeği ya da salata yiyerek geçirin. Mümkünse 1 saate yakın yürüyün.

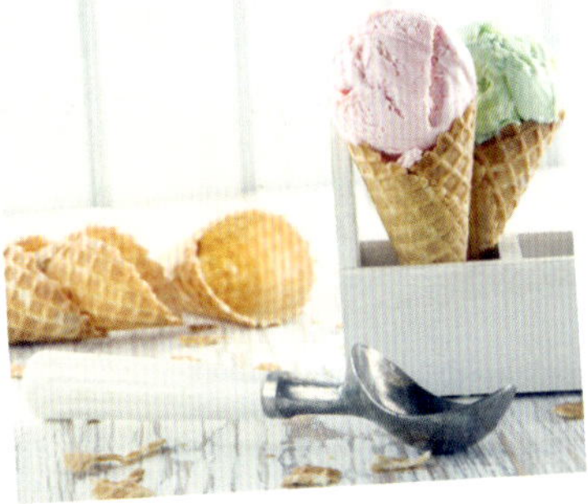

- Patates kızartması: 1 orta boy patates denk gelen bir büyüklükte ise sadece o gün ve ertesi gün 1 saate yakın yürümek yeterli olacaktır.
- Aşure: 1 kâse ana öğün yerine 1 defa yendiyse diyete devam edilebilir ancak fazla yendiyse ertesi gün 1 saat koşu ya da 2 öğün sebze ağırlıklı beslenmek gerekir.

- Cips: Eğer 2 avuçtan fazla kaçtı ise ertesi gün en az 40 dakika yürüyüş yapın.
- Kestane: 1 avuçtan fazla kaçtıysa ertesi gün 2 öğünde de salata yiyin.
- Pasta: 1 dilim için hem ertesi iki gün 1 saat yürümeli hem de sebze ya da çorba ile öğünü geçiştirmelisiniz.
- Pizza: 1 orta boy için iki gün 1 saat yürüyüş ve 2 öğünde de çorba ve sebze ağırlıklı bir beslenme ile toparlayabiliriz.

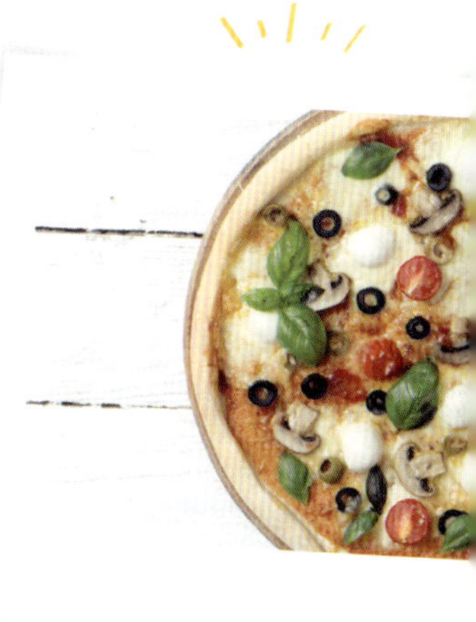

- Kuruyemiş: Her gün 1 avuç yersek sorun değil, ama fazlası için ertesi gün ya da aynı gün en az 40 dakika yürümeliyiz.
- Ekmek: 1 dilimden fazla kaçıranlar ya da listede yok ise ekstra yiyenler lütfen bir sonraki öğünü sebze ile geçirsin.
- Zeytinyağlı sarmalar: Eğer 3-4 adet 1 parmak büyüklüğünde ise akşam sebze ağırlıklı yerseniz tamamdır.
- Kısır: 6 yemek kaşığı bir öğün sayılabilir ancak fazlası akşam sebze yemeği ile toparlanır.
- Patates salatası: Soğuk halde 6 yemek kaşığı kadar öğün yerine geçer ancak fazlası akşam sade bir salata ile toparlanır.
- Kek: 1 dilim ya da fazlası kek için hem 1 saat yürümeli hem de bir gün öğle ve akşam yoğurt ve salata gibi beslenmeliyiz.

- Toplu tabak: Gün ya da mevlit tabağı, ertesi iki gün detoks yapmalı ya da hızlı liste yapmalı ya da kırıcı listeler yapmalısınız. Yediğiniz gün en az 1 saat yürüyüş de ekstrası.
- Lahmacun: 1 lahmacun 1 ayran bir öğün yerine sayılır, ancak fazlası için ertesi iki gün 1 saat yürümek gerekir.
- Kebap: Çok yağlı döner ya da kebap için ertesi gün mutlaka detoks yapmalı ya da kırıcı bir sebze ağırlıklı liste ile bol su ve 1 saat yürüyüş ile toparlanmalısınız.
- Sıcak çikolata: 1 su bardağı kadarını eritmek için aynı gün 1 saat yürüyüş yapın.
- Şuruplu latteler: 1 su bardağı kadarı için 1 saat yürümeli ve akşam yemeğinizi sebze ağırlıklı geçirmelisiniz.
- Pilav: 6 yemek kaşığı kadar haftada 1 defa kaçamak sayılmaz ancak fazlası için 1 saat yürümeli ve ertesi gün 1 öğün çorba-salata yapmalıyız.

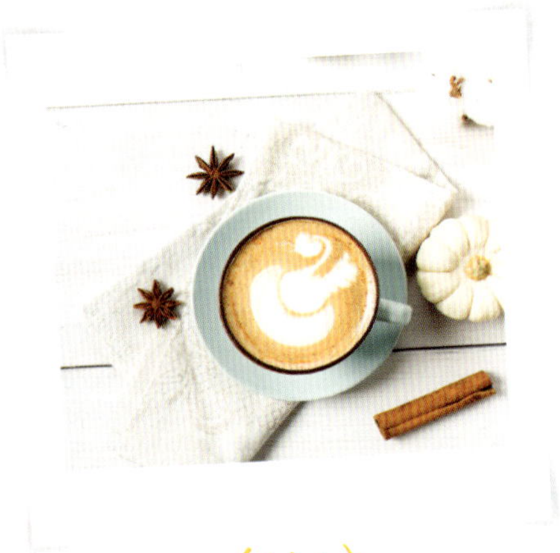

- Çiğbörek: 2 adet çiğbörek bize 2 saat yürüyüş ve ertesi gün salata ağırlıklı beslenmeye mal olur.
- Baklava: 3 dilim baklava için 2 gün 1 saat yürümeli ve 2 gün boyunca sebze ve salata ağırlıklı beslenmeliyiz.

ALKOLLER

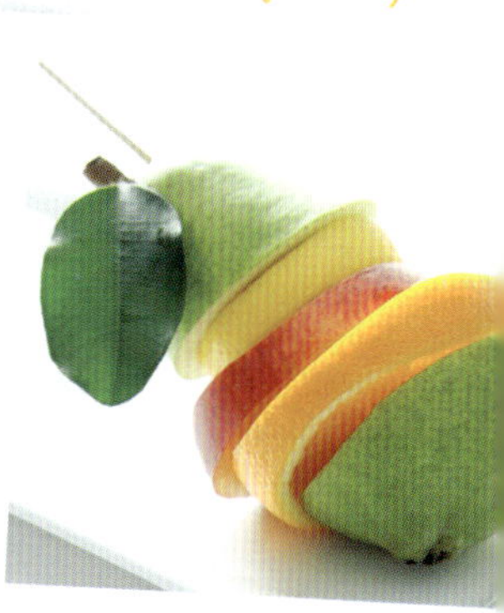

- 1 kadeh şampanya → 1 dilim ekmek + 1 meyve
- 1 kadeh şarap → 1,5 dilim ekmek
- 33'lük bira → 1 dilim ekmek
- 1 kadeh viski → 2 dilim ekmek
- Kokteyller → 3 dilim ekmek + 3 meyve
- 1 duble rakı → 3 dilim ekmek + 2 meyve
- 1 kadeh rom → 2 dilim ekmek
- 1 kadeh cin → 3 dilim ekmek + 1,5 meyve
- 1 kadeh votka + meyve suyu → 3 dilim ekmek + 3 meyve
- 1 kadeh shot tekila → 2 dilim ekmek

Fazla ve uzun süreli alınan alkol;

- Mide sularının salgılanma hızını yükselttiği için iştah açar, yağlanma ile kilo alımına neden olur.
- Beyindeki denetim merkezlerine etki eder. Motor bozukluklar oluşturur.
- Karaciğer de metabolize olup, fazlası siroz, hepatit ve karaciğer kanserine neden olabilir.
- Pankreas kanserinin ana nedenleri arasındadır.
- Kan akışını hızlandırır. Kalp ve damar hastalıklarına neden olur.
- Magnezyum ve potasyum eksikliği yapar.
- Folik asit B12-B6-B1 vitaminlerinin ince bağırsaktan emilmesini engeller.

- Megablastik anemi ve vitamin eksikliği tabloları gösterebilir.
- Çoklu organ yetmezliği ile beyin ve sinir sistemi bozukluklarına kadar ilerleyen hastalıklara neden olabilir.

METABOLİZMA HIZI

Uzun süre sağlıklı yaşamak ve doğru beslenmeyi yaşam şeklimiz haline getirmek istiyorsak, öncelikle metabolizmamızı da hızlandırmamız gerekiyor. Peki, nasıl yapacağız bunu? Aslında çok basit, pek çok Cerrahpaşa makalesinde yazar ki, metabolizmayı hızlandırmanın ana yolu, egzersiz yapmaktan ve ara öğün almaktan geçer. Özellikle her gün yapılan düzenli egzersizler ve doğru alınan ara öğünler sayesinde metabolizma hızımız artabilir. Çoğu zaman metabolizma hızımızın yavaş olduğundan yakınır ve bu yüzden kilo veremediğimizi söyleriz.

"Ben su içsem yarıyor, o dünyaları yiyor, yine zayıf."

"Bu diyeti metabolizması iyi çalışan biri yapsa on kilo verirdi, ben bak veremedim."

Bunlar en tanıdık cümlelerden bana. Sizlerin de en sık duyduğu ya da söylediği cümleler bunlardır sanırım. Aslında metabolizma hızınız doğrultusunda diyet yaptığınız doğru ama metabolizmanızın hızlanmasına da yine siz etki edebilirsiniz. Diyete ilk başlandığında metabolizma hızı daha çok düşer. Hatta size bu durum kötü gelir ve neden daha çok düştü, yükselmesi gerekmiyor mu diye düşünebilirsiniz; ancak özellikle yağ yakımının doğru yapıldığı listeler ve düzenli egzersiz ile diyetin sonlarında yani ideal kilonuza yaklaştıkça metabolizma hızınız tekrar artacaktır. Özellikle probiyotik alımı metabolizması yavaş olan kişilere tavsiye edilir. Bağırsak mikrobiyotasındaki bakterilerin sayısı, çeşidi ve benzeri durumları ile metabolizma hızınızın düşmesi olasıdır. O nedenle hem düzenli listeler ve ara öğünler ile yağ yakmalı, hem düzenli spor yapmalı ve kas kütlesini arttırmalı, hem de mutlaka probiyotik kullanmalıyız. Kendimize özel probiyotiği seçip zaman içerisinde değiştirerek kullanırsak hem diyete hem de metabolizma hızımıza doğru etkide bulunmuş oluruz.

> "Aç kalmak metabolizmayı katabolizmaya götürür, yani yıkım başlatır. Bu durumda kıtlık ortaya çıkar ve yağ depolama oluşabilir, bunun olmaması için asla aç kalmadan zayıflamak gerekir."

Eskiden "Su içsem yarıyor" bir şehir efsanesiydi, ancak şu zamanlarda gerçekliği işte metabolizma hızına dayandığı için kabul edilebilir. Yani bizler sağlıklı yaşamı hayatımıza sokmak ve doğru listeler ile zayıflayarak tekrar kilo almak istemiyorsak metabolizmamızı hızlandırmalıyız. Eğer kronik bir hastalık ya da uzun süreli metabolizmayı tutucu bir ilaç kullanmıyorsak zaten verilen yağlar ve alınan kaslar ile metabolizma hızımız artar. Bu durum diyetin sonlarında da kolay kilo vermemize yardımcı olur. Ayrıca kiloyu korurken de bize yardımcı olur.

Artık hazırız, kitapta bahsettiğimiz tüm bilgilerin üzerine, size zayıflama konusunda ya da sağlıklı kilo korumada yardımcı olabilecek olan son birkaç tarifi daha buraya bırakıp, sağlıklı beslenme yolculuğunuzu başlatmak istiyorum.

Şeker İhtiyacına Dur Diyen Hurma Topları

- 10 adet hurma
- 1 yemek kaşığı toz yulaf
- 1 çay bardağı rende bitter çikolata
- 1 çay bardağı Antep fıstığı
- 1 çay kaşığı kakao

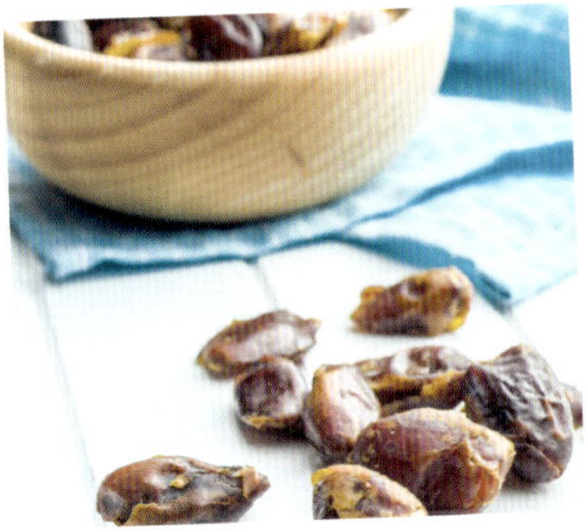

Yapılışı

Malzemelerin tamamını blenderdan geçirerek, elimizle yuvarlıyoruz. İstersek buz dolabında saklayarak daha sonrada tüketebiliriz. Bir hurma topu ortalama 30-40 kalori kadardır. Ara öğünlerde ya da tatlı ihtiyacımızın olduğu zamanlarda 4-5 top rahatlıkla tüketilebilir. Gluten alerjisi olanlar yulaf kullanmadan kepekli un ya da glutensiz yulaf ile de bu tarifi yapabilirler. Antep fıstığı yerine Hindistan cevizi de kullanılabilir. Emziren anneler için süt arttırıcı, insülin direnci olanlar için tatlı ihtiyacını kesici ve tok tutucu ara öğünlerden biridir.

5 Çayının En İyi Arkadaşı Unsuz ve Şekersiz Fit Brownie

- 1 adet yumurta
- 2 yemek kaşığı zeytinyağı
- 2 orta boy muz
- 1 çay bardağı süt
- 1 paket kabartma tozu
- 1 su bardağı haşlanmış kurufasulye
- Yarım su bardağı bitter çikolata

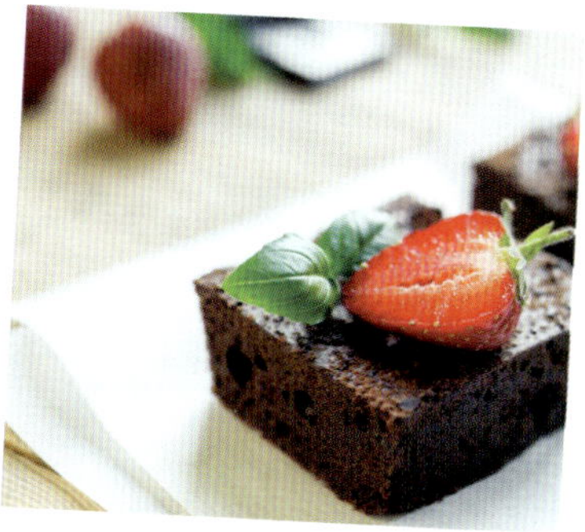

Yapılışı

Fasulyeleri rondodan güzelce geçirin ve üzerine muz ekleyip tekrar rondodan çekin. Ayrı bir kaba yumurta, süt, rondoda bulunan fasulye ve muzu ekleyip karıştırın. Bitter çikolatalarınızı başka bir kapta benmari usulü eritin üzerine zeytinyağı ekleyip karıştırın. Daha sonra hazırlamış olduğunuz çikolatayı diğer malzemelerle karıştırın ve en son üzerine kabartma tozunuda ekleyip çırptıktan sonra yağlı kağıt sermiş olduğunuz kek kalıbı ya da bor cama dökün. Önceden ısıtılmış 180 derecelik fırında 30-35 dk pişirin. Fırından çıkar çıkmaz üzerine bitter çikolata parçaları serpip soğuduktan sonra tüketebilirsiniz. Bir dilimi en çok 150-170 kalori kadardır. Haftanın 3-4 ara öğününde tüketilebilir.

Fit Ara Öğün İçin Ne Yapıyoruz Avokado Mousse

- 2 adet olgun avokado
- 3 yemek kaşığı kakao
- Yarım su bardağı az yağlı süt
- 1 çay kaşığı vanilya özütü
- 80 gr bitter çikolata
- 1 tatlı kaşığı bal
- Süslemek için kırmızı orman meyveleri

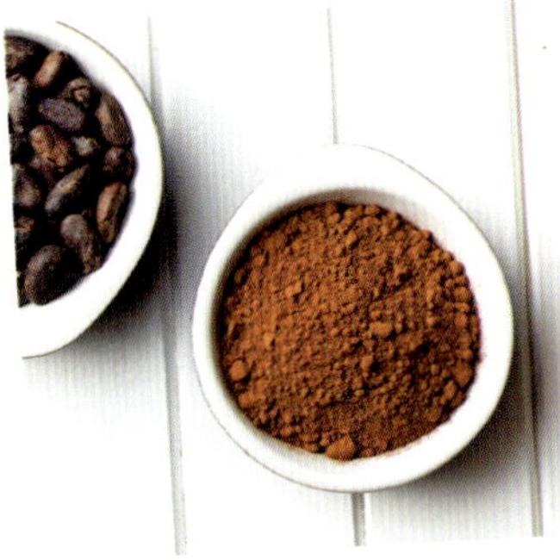

Yapılışı

Bitter çikolatayı mikrodalgada ya da benmari usulü eritin. Tüm malzemeleri pürüzsüz bir kıvam alıncaya kadar mutfak robotundan geçirin. Servis kaselerine paylaştırın ve dilediğiniz gibi süsleyin. Avokado omega 9 içeriği açısından oldukça zengindir. Hem tok tutar hem de tatlı ihtiyacınıza iyi gelir. Bu nedenle avokadolu tatlılarda kalp ve damar sağlığımız için de faydalı içerikler bulabiliriz. 1 kup 200 kalori kadardır. Çay ve tatlı yanına ya da misafirimize 1 top dondurma ile rahatlıkla servis edilebiliriz. Kırmızı orman meyveleri yerine çilek ya da vişne kullanabiliriz. Avokadonun tadından ötürü tüketmeyen ve vitamin ve minerallerini alamayanlara, avokado tadı içermeyen çikolatalı harika bir alternatiftir.

Kahvemin Yanında Ne Var Chocolate Granola Bar

- 1 orta boy muz
- 2 su bardağı yulaf ezmesi
- 1 çay bardağı süt
- 1 yemek kaşığı şekersiz fıstık ezmesi
- 1 yemek kaşığı bal
- 1 yemek kaşığı kakao
- Göz kararı tarçın
- 1 su bardağı istediğiniz kuruyemişler (çekirdeksiz üzüm, dut kurusu, fındık, badem, ceviz gibi)

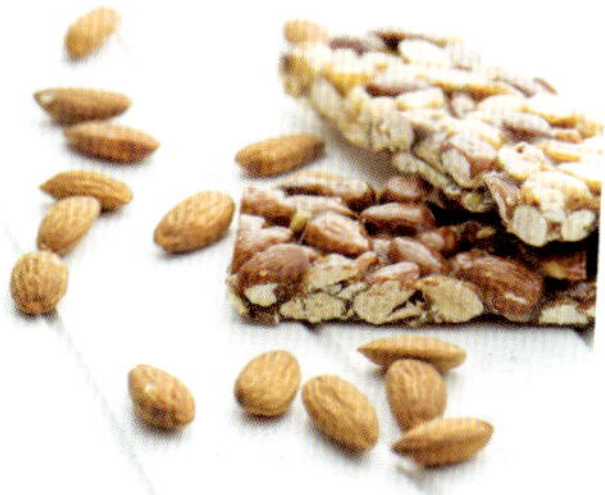

Yapılışı

Tüm malzemeleri bir kabın içinde karıştırın. Yağlı kağıt serilmiş fırın tepsisine çok kalın olmayacak şekilde yayın. 180 derece önceden ısıtılmış fırında 15 dk pişirin. Fırından çıkarıp soğumasını bekleyin. Soğuyunca mikrodalgada erittiğiniz 3 parça kadar yüksek oranda kakao içeren çikolatayı gezdirin. Buzlukta soğuyana kadar bekleyin. Sonra afiyetle tüketin. Bir bar ortalama 150 kalori kadardır. Özellikle kadınların âdet döngülerinde tatlı krizleri için en sağlıklı ve en hafif alternatiflerden biri olarak yerini alır.

Akşam Pijama Partisi Hemen Yap Patates Cipsi

- 2 orta boy patates
- 1 çimdik tuz
- 1 su bardağı kadar su

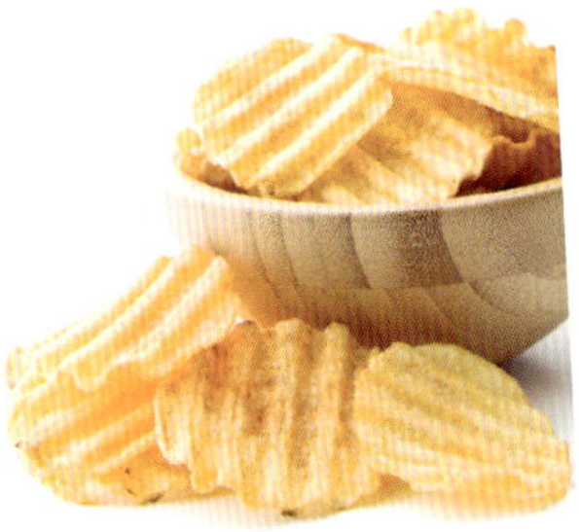

Dip Sos;

- 2 yemek kaşığı kadar süzme yoğurt
- 1 çay kaşığı kekik
- 1 çay kaşığı kırmızı biber
- 1 çay kaşığı kadar nane
- 1 çay kaşığı kadar fesleğen
- Az zerdeçal

Yapılışı

Patatesi incecik dilimliyoruz. İçerisine az tuz attığımız temiz suda bekletiyoruz. Tost makinasına ya da fırında koyarak çıtır çıtır olana kadar bekletiyoruz (en az 10-15 dk) ve çıkarıp dip sos karışımına batırıp tüketiyoruz. 1 büyük kâse patates cipsi için ortalama 200 kalori diyebiliriz. Sağlıklı ve yağ içeriği çok düşük olduğundan haftada 2-3 defa rahatlıkla tüketilebilirsiniz. Tuzlu atıştırmalık dediğimizde en baş köşede yer alan hem lezzetli hem hafif paketli ürünler yerine rahatlıkla tüketebileceğiniz kurtarıcı bir tarif olacaktır.

Bağırsak Sıkıntısı Karşısında Tatlı Kayısı Topları

- 24 tane kavrulmamış badem
- 5 tane ceviz içi
- 20 kayısı
- 3 yemek kaşığı Hindistan cevizi
- 1 yemek kaşığı keten tohumu
- 1 çay kaşığı vanilya aroması
- 1 çay kaşığı tarçın

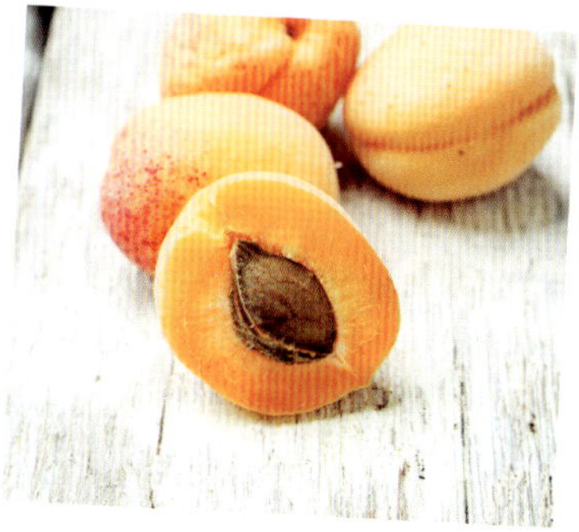

Yapılışı

Tüm malzemeleri blenderdan geçirin. İyice öğütültüldükten sonra yoğurarak birleştirin. Bu aşamada birleşmeleri için iyice sıkıştırmanız gerekiyor. Küçük toplar yaparak Hindistan cevizine bulayın ve servise hazırlayın. Haftada 2-3 defa ara öğünlerde 4-5 adet rahatlıkla kullanılabilir. 1 top ortalama 40-50 kalori kadardır. Hindistan cevizi yerine Antep fıstığı ya da gül yaprağı kullanılabilir. Badem, göbek bölgesindeki yağların yanması için bizlere yardımcı olurken kayısı hem postayum içeriği ile kasılma ve kramplara hem de çocuklara göz sağlığı açısından toparlayıcı etkiye sahip olacaktır. Âdet döngüsünde sancıların rahatlaması için ya da tatlı krizine dur demek için rahatlıkla tüketilir.

Ne Koysam Çantama Diyorsan Pişir Nohutlu Poğaçadan

- 3 su bardağı kadar nohut
- 1.5 su bardağı kadar glutensiz un
- 1 çay bardağı kadar süt
- Yarım çay bardağı kadar zeytinyağı
- 1 paket kabartma tozu
- 1 çay kaşığı tuz
- 1 demet dereotu,
- 1 adet yumurta
- 1 kase lor ya da beyaz ya da Ezine ya da köy peyniri

Üzeri için;

- 1 adet yumurta akı
- Az susam

Yapılışı

Süt yumurta ve zeytinyağını karıştırın. Bir gece önceden bekletilmiş ve haşlanmış nohutları blenderdan geçirin. Geçirdiğiniz nohut ve ince kıyılan dereotunu sıvı karışımınıza ilave edin. Ayrı bir kapta un kabartma tozu ve tuzu karıştırın. Bu toz karışımını yavaş yavaş sıvı karşımına ekleyip yoğurun. Top top böldüğünüz hamurunuzun içerisine peynir koyup yuvarlayın. Sonrasında üzerine yumurta akı sürün ve susam dökün. Önceden ısıtılmış 200 derecelik fırında 30 dakika pişirin. Bir tanesi ortalama 70 kalori gibidir.

Çayın Yanına Düşünme Fit Elmalı Kekini Dilimle

- 2 yumurta
- 2 orta boy kırmızı elma
- 1 su bardağı kadar kuru dut
- 1 avuç fındık
- 1 paket kabartıma tozu
- 1.5 su bardağı yulaf unu
- 1 çay bardağı kadar yoğurt
- 1 tatlı kaşığı kadar tarçın

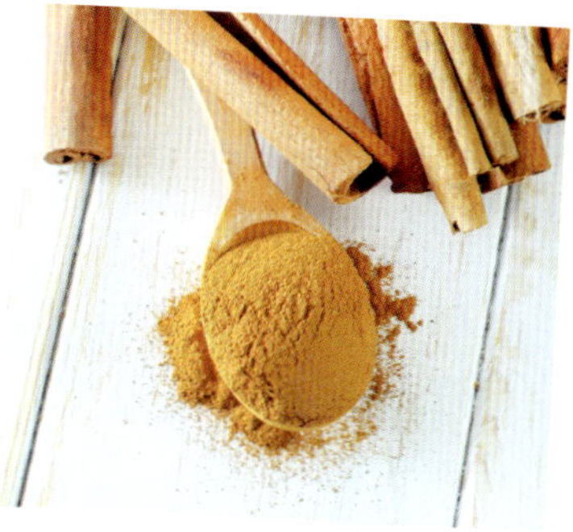

Yapılışı

Önce 2 yumurtayı çırpın ve yoğurdu ekleyin çırpmaya devam edin. Yulafı rondoda un haline getirip kabartma tozu tarçınla beraber karışımın içine dökün ve çırpın. Ardından rendelenmiş elmalara rondodan geçirdiğimiz fındık ve dutları ilave edip karıştırın. Önceden ısıtılmış fırında 180 derecede 30-40 dakika kadar pişirin. 1 dilimi ortalama 170-180 kalori kadardır. Elma sevemeyen çocuklar için elmanın vitaminlerini kolayca alabilecekleri lezzetli ve fit bir ara öğün alternatifidir. Beslenme çantası için haftada 4-5 gün rahatlıkla 1 su bardağı süt ile tüketilebilir. Yulaf unu yerine glutensiz un ya da tam buğday unu da kullanılabilir. Kekten vazgeçemeyen tüm ev hanımları için hem sağlıklı hem de fit bir kek örneği olarak baş tarifler içinde yer alacak vitamin dolu bir tariftir.

Tıka Basa Dolayım Rahat Diyet Yapayım Smoothiesi

- 1 su bardağı kadar süt ya da kefir
- 2 yemek kaşığı kadar yulaf
- 2 tam ceviz içi
- 2 adet hurma
- 1 tatlı kaşığı kadar ay çekirdeği içi
- Yarım ayva
- 1 çay kaşığı kadar bal
- 1 adet orta boy muz

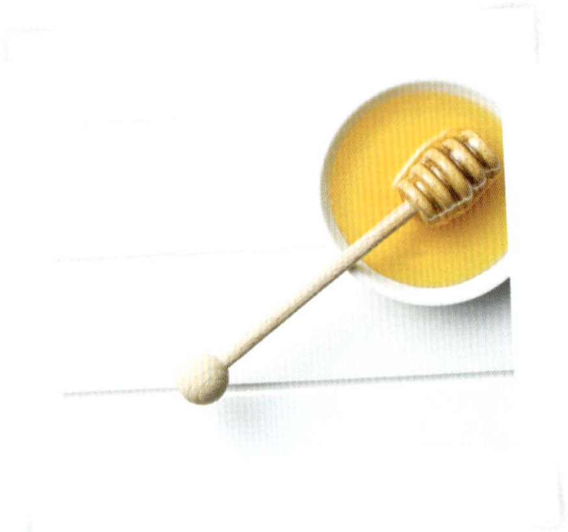

Yapılışı

Tüm malzemeleri smoothie makinesinde ya da blenderda çekin. Akışkan bir kıvam alana kadar çekmeye devam edin. Bitirdikten sonra buzdolabında bekletip soğuk servis edebilirsiniz. Özellikle emziren annelerin süt artışı ve hamile olan anne adaylarının ara öğün alternatifleri için tüketilebilir. 1 bardak ortalama 250 kalori kadardır. Detoks yapan danışanlar için 1 ana öğünde de alternatif bir tarif olacaktır.

Yiyemiyorum Diye Üzülme Senin İçin de Var Vegan Köfte

- 2.5 su bardağı kadar haşlanmış nohut
- 1 adet kırmızı kapya biber
- 3-4 adet yeşil soğan
- Yarım su bardağı kadar tam buğday unu
- 1 çay bardağı kadar su
- 1 tatlı kaşığı tuz
- Kimyon
- Karabiber

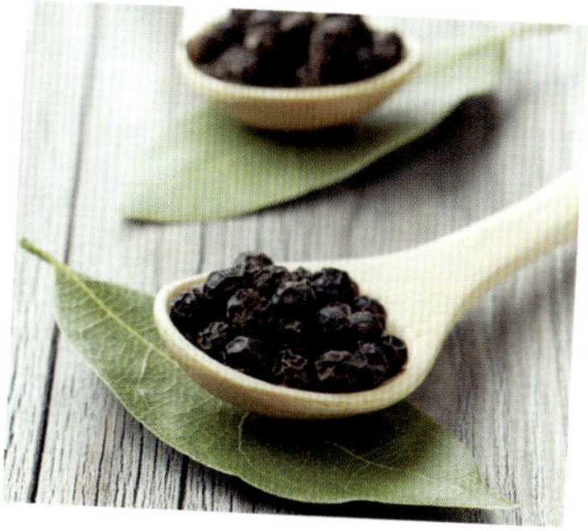

Yapılışı

Öncelikle haşlanmış nohutları blenderden geçirin. Kapya biber ve yeşil soğanı ince ince doğradıktan sonra nohutunuzu ekleyin. Ardından un su ve tuz kimyon ve karabiberi ilave edip yoğurun. Köftenize yassı şekiller verin. Fırın tepsisine koyduktan sonra üzerlerine az zeytinyağı sürün. Önceden ısıtılmış 180 derecelik fırında 15-20 dakika pişirin. Bir tanesi ortalama 50 kalori kadardır. Ana yemek olarak salata yanında rahatlıkla 4 adet tüketebiliriz. Haftada 3-4 defa rahatlıkla tüketilir. Kırmızı et yemeyen ya da sindiriminde sorun yaşayanlar için rahat bir ana öğün alternatifi olabilir herkes rahatlıkla tüketebilir.

Son söz

Aslında hep hayalini kurduğum bu harika bilgilerle dolu olan kitabımın sonuna geldiğimi fark ettiğimde, hemen ikincisi için kolları sıva Nilay diyesim geldi. Çünkü tüm bu bilgileri birlikte bulabileceğiniz başka bir kitap yoktur diye tahmin ediyorum.

Ben kitabımda hem kısa süreli zayıflayarak o kalan 3 kilodan kurtulmanıza dair bilgileri verirken hem de uzun süreli sağlıklı zayıflamak ve kilo korumak için gereken tüm detayları da sizinle paylaşmış oldum.

O 3 kilo kısa sürede verildiğinde bazen hemen diyete adapte olup kalan diğer tüm kilolarımızın hızlıca gitmesine yardımcı oluyor, bazen de takılıp kalan 3 kilo yüzünden diyeti bırakacakken tekrar tutunmamızı ve inanmamızı sağlıyor. Bu nedenle kısa sürede sağlıkla o 3 kiloyu vermek oldukça önemli. Kısa süreli zayıflama bölümünde özellikle bu bilgiler ve toparlama menüleri ile diyetlerimi paylaştım sizinle. Çokça değerli olduğunu düşünüyorum.

Uzun süreli zayıflama kısmına gelince, aklınıza takılan ve kilo vermenizi zorlaştıran tüm detayları tek tek açıklayarak, diyet için olumsuz motivasyona neden olan tüm sebepleri, açlık ya da insülin direnci gibi anlatmaya hatta bunlar ile ilgili tarifler ve menü detayları vermeye çalıştım ki, hem verdiğimiz kiloyu koruyabileceğimize inanalım, hem de sağlıkla zayıflamanın keyfine varalım diye.

Hep söyleriz ya "ne yerseniz o'sunuz" diye, gerçekten öyle.

Temiz beslendiğimizde tüm bedenimiz temizlenir, vücut ya da iç organlar strese girmez, rahat çalışmaya ve alarm vermemeye devam eder. Nerde kötü beslenme orada bir alarm ya da sıkıntı görebilirsiniz. Bu hayat kısa ve anlamlı yaşamak gerek. Hayatın esas anlamı, ne olursa olsun sağlıklı yaşamaktır. Geriye kalan her şeyi halledebilirsiniz ama sağlık olmazsa siz olmazsınız.

İşte kitabımda da besinlerin ilacınız olduğunu ve sizi hasta yapanın da hastalıklardan kurtaranın da besinler olduğunu anlamanız için uzun uzun anlattım aslında.

Hem keyifle okuyun diye danışan hikâyelerimden kesitler verdim, hem de işin önemini kavrayalım diye verdiğim menüleri tek tek anlatmaya çalıştım.

Olay sağlıklı beslenmek, benimle ya da değil, ama sağlığınızın kıymetini anlamak için hasta olmayı beklemeyin.

Çünkü o zaman etrafınızdaki bütün değerlerin yok olduğunu ve kıymetini bilmediğiniz sağlığınızın sizi yarı yolda bıraktığını göreceksiniz.

Oysaki bu kitap ile bir adım bile atarak başladığınız sağlıklı beslenme yolunda, daha rahat yaşamak, daha kaliteli yaşamak ya da daha uzun yaşamanın keyfini sürmeye başlayabilirsiniz bile.

Önce kendinize inanın sonra yediklerinize.

Siz onları yarı yolda bırakmazsanız, onlar da sizi bırakmayacaklar.

Şimdi kendiniz için bir şey yapın, hem de yapabileceğiniz en iyi şeyi, sağlıklı beslenmek için ilk adımı atın ve hemen derin bir nefes alarak hayallerinizi bir not defterine yazmaya başlayın.

Bir zaman sonra tuttuğunuz o not defterinin faydalarını görmeye başlayacaksınız.

Zayıf olmak sağlıklı olmak değildir, zayıf olsanız bile sağlıklı beslenmeyi öğrenmeniz gerekebilir. Bu nedenle yediklerinizi not alarak ve bu kitaptaki ince ayrıntıları iyice okuyarak daha sağlıklı beslenmeye de başlayabilirsiniz.

Kilolu vücutlar nasıl hastalıklara açıksa, zayıf vücutlar da öyledir, olay ideal kiloya inebilmek ve orada kalabilmektir.

Şimdi benimle başladığınız bu yolculukta en samimi en içten en güzel duygularımla sizin için diliyorum ki,

Hep fit ve sağlıklı kalın.

Uzman Diyetisyen

Nilay Keçeci

Notlar

Nilay Keçeci

Nilay Keçeci

Nilay Keçeci